國家古籍出版

專項經費資助項目

全漢三國六朝唐宋方書輯稿

顧問 余瀛鰲

修養書

唐·司馬承禎 撰
范行準 輯佚
梁峻 整理

中醫古籍出版社
Publishing House of Ancient Chinese Medical Books

图书在版编目（CIP）数据

修養書 /（唐）司馬承禎撰；范行準輯佚；梁峻整理 . —北京：中醫古籍出版社，2022.12
（全漢三國六朝唐宋方書輯稿）
ISBN 978-7-5152-2612-5

Ⅰ . ①修… Ⅱ . ①司… ②范… ③梁… Ⅲ . ①養生（中醫）—方書—中國—唐代 Ⅳ . ① R289.5

中國版本圖書館 CIP 數據核字（2022）第 227837 號

全漢三國六朝唐宋方書輯稿
修養書　唐・司馬承禎　撰
范行準　輯佚　梁峻　整理

策劃編輯　鄭　蓉
責任編輯　李　炎
封面設計　牛彥斌
出版發行　中醫古籍出版社
社　　址　北京市東城區東直門內南小街 16 號（100700）
電　　話　010–64089446（總編室）010–64002949（發行部）
網　　址　www.zhongyiguji.com.cn
印　　刷　廊坊市鴻煊印刷有限公司
開　　本　850mm × 1168mm　32 開
印　　張　7.5
字　　數　43 千字
版　　次　2022 年 12 月第 1 版　2022 年 12 月第 1 次印刷
書　　號　ISBN 978-7-5152-2612-5
定　　價　40.00 圓

序

在國家古籍整理出版專項經費資助下，《范行準輯佚中醫古文獻叢書》十一種合訂本于二〇〇七年順利出版。由於經費受限，范老的輯稿没有全部整理付梓。學界專家看到這十一種書的輯稿影印本後，評價甚高，建議繼續籌措經費出版輯稿。有人建議合訂本太厚，不利于讀者選擇性地購讀，故予改版分冊出版（其中包括新整理本）。

中國醫藥學博大精深，存留醫籍幾近中華典籍的三分之一。究其原因，昔秦始皇焚書，『所不去者，醫藥卜筮種樹之書』。漢興，經李柱國和向歆父子等整理，《漢書·藝文志》收載方技（醫藥）類圖書，分醫經、經方、房中、神仙四類，二〇五卷，歷經改朝換代、戰事動蕩，醫籍忽聚忽散，遭受所謂『五厄』『十厄』之命運。然而，由於引經據典是古人慣常的行文方法，所以『必托之于神農黄帝而後能入説』。前代或同代醫籍被他人引用、注明出處便構成傳承的第一個環節。唐代醫學、文獻學大家王燾就是這個環節的楷模。正是由於這個引用環節的存在，爲輯佚奠定了基礎，即一旦被引用的醫籍散佚，還可以從引用醫籍中予以輯録，這是傳承的第二個環節。范行準先生集平生精力，輯佚出全漢三國六朝唐宋方書七十一種。其中毛筆小楷輯稿五十八種一二二册，鋼筆輯稿十三種十三册。除其中有人已輯佚出版或輯稿内容太少外，本套書收載的是從未面世的輯佚稿計二十多種，十分珍貴。爲方便今人理解，特邀專家爲每種書作解題，同時也適度包含考證考異内容，前後呼應，以體現這套叢書的相對整體性。

輯稿作爲珍貴的資源，一是因爲它靠人力從大量存世文獻中精審輯出包括今人不易看到的内容。以《删繁方》爲例，該書有若干内容引自《華佗録袟》，不僅通過輯稿可以看清《删繁方》原貌，而且據此還可以看到《華佗録袟》的部分内容。這不僅對當今學術的古代溯源循證具有重要價值，對未來學術傳承也具有重大意義。二是雖然輯稿不一定能恢復原書全貌，或辨清原書作者、成書年代等項仍存在大量需要考證考異的問題，但正是這些不完善之處，却給後世學者提出了有學術研究價値的問題，如《華佗録袟》冠名華佗，而華佗因不與曹操合作遇害，留存文獻本就不多，即使存世的華佗《中藏經》，時至今日仍有爭議，那么，《華佗録袟》的眞正作者是誰？輯稿提供的線索對進一步考明其眞相也有意義。

范老輯稿大多依據唐代文獻學家王燾《外臺秘要》中著録的引用文獻出處輯出，但又不是全部，部分學術内涵還有《醫心方》《華佗録袟》等古文獻著録的線索。以此爲例，王燾原創的方法正是胡適先生所謂『歷史觀察方法』的學術源頭實例，也是文藝復興以來科學研究强調觀察和實驗兩個車輪之一。所謂觀察，不是針對一時一地的少量事物，而是大樣本長時段的歷史性觀察。天文學的成果就是通過這種方法取得的。中醫學至今還在使用這種方法。所謂聚類，本來是數理統計學中多元分析的一個分支，但用在文獻聚類中也是行之有效的方法。因爲中醫的藏象學説本身就是取類比象，其辨證也多采用類辨、象辨等方法，再説《周易·系辭》早就告誡人們『方以類聚』，聚類思想當然也是中醫藥學優秀文化傳統。梁峻教授申請承擔國家軟科學研究計劃『中醫歷史觀察方法的聚類研究』（2009GXQ6B150），圍繞文獻的引用、被引用以及圖書散佚、輯佚等基本問題，運用聚類原理，應用計算機技術，從理論到實踐，闡述了中醫學術傳承中的文獻傳承范式，揭示了歷史觀察方法的應用價值。

輯稿既然在文獻傳承中具有關鍵作用，二〇一五年，經中醫古籍出版社積極響應，以《全漢三國六朝唐宋方書輯稿》爲題，又申請到國家古籍整理出版專項經費。以此爲契機，項目組成員重振旗鼓，經共同努力，將二十種散佚古籍之輯稿，重新整理編撰爲二十冊，并轉換成繁體字版，以便於臺港澳地區以及日本等國學者參閱。值此輯稿即將付梓之際，本人聊抒感懷以爲序！

中國中醫科學院中國醫史文獻研究所原所長、
榮譽首席研究員、全國名中醫
余瀛鰲
戊戌年初秋于北京

原序

追求健康長壽是人類共同的夙願。秦皇漢武雖曾尋求過長生不死之藥，然而，死亡却公平地對待他們和每一個人。古往今來，人類爲延緩死亡、提高生存質量付出過巨大努力，亦留下許多珍貴醫籍。其承載的知識，乃是人們長期觀察積累、分析判斷、思辨應對的智慧結晶，并非故紙一堆，有可利用的一面。

醫籍損毀的人爲因素少。始皇不焚醫書，西漢侍醫李柱國和向歆父子對醫籍都進行過整理，但由於戰亂等各種客觀原因，醫籍和其他典籍一樣忽聚忽散，故有『五厄』『十厄』等説。宋以前醫籍散佚十分嚴重。就輯佚而言，章學誠認爲，自南宋王應麟開始，好古之士踵其成法，清代大盛。然輯佚必須辨僞，即甄別軼文僞誤、訂正編次錯位、校注貼切，否則，愈輯愈亂。

已故著名醫史文獻學大家范行準先生，生前曾在《中華文史論叢》第六輯發表《兩漢三國南北朝隋唐醫方簡録》一文。該文首列書名，次列書志著録，再次列撰人，最後列據輯諸書，將其所輯醫籍給出目録，使讀者一目了然。由於種種原因，范行準先生這批輯稿未能問世。近年，范行準先生之女范佛嬰大夫多次與筆者商討此批輯稿問世問題，筆者也曾和洪曉、瑞賢兩位同事拜讀輯稿并委托洪曉先生撰寫整理方案，雖想過一些辦法，均未果。去年，經鄭蓉博士選題、劉從明社長批準上報申請出版補貼，國家古籍整理出版規劃領導小組成員余瀛鰲先生斡旋得以補貼。于是，由余先生擔任顧問，筆者與洪曉、曉峰兩位同事分工核實資料、撰寫解題，劉社長和鄭博士負責整理編排影印輯稿，大家共同努力，終于使第一批輯稿得以問世。

本次影印之輯稿，精選晉唐方書十一種二十冊，上自東晉《范東陽方》，下迄唐代《近效方》，多屬未刊印之輯複者。各書前寫有解題，说明考證相關問題、介紹内容梗概、提示輯稿價值等。其中，《刪繁方》《經心録》《古今録驗方》《延年秘録》之解題由梁峻撰寫，《范東陽方》《集驗方》之解題由李洪曉撰寫，《纂要方》《必效方》《廣濟方》《産寶》《近效方》之解題由胡曉峰撰寫。爲保持輯稿原貌，卷次闕如、内容散漫者，仍依其舊。所收《刪繁方》一書，雖作者謝士泰生平里籍考證不詳，但其内容多引自佚書《華佗録袟》，該書存有中醫理論在古代的不同記載，如皮、肉、筋、骨、脈、髓之辨證論治方法等。現代著名中醫學家王玉川先生曾提示筆者要重視此書的研究，筆者亦曾研讀，并指導幾位研究生從不同角度開展工作，多有收穫。

范行準先生之輯稿，均很珍貴，具有重要的文獻與研究價值。此次影印出版，定名爲《范行準輯佚中醫古文獻叢書》，其他輯佚图書將陸續影印出版。筆者相信，輯稿影印本問世，對深入研究晉唐方書必將産生重要作用。欣喜之際，謹寫此文爲序。

梁　峻

二〇〇六年夏於北京

《修養書》解題

（王诗恒　刘学春撰　梁峻審修）

《修養書》，方書。編撰者為唐·司馬承禎（六四七—七三五），字子微，法號道隱，河内溫縣（今河南溫縣）人。北周晉州刺史琅琊公裔玄孫。道教上清派第十二代宗師。著有《修真秘旨日曆》《天隱子》《坐忘論》《修生養氣訣》《服氣精義論》《采服松葉等法》《道體論》等。

輯佚者范行準先生（一九〇一—一九九八），為近現代著名醫家。其輯佚之稿本雖以《修養書》命名，實僅收錄唐·司馬承禎《修養書》用五木湯治療老年鬢髮黑方一則。其余收錄有：

唐·柳宗元治霍亂，腳氣，疔瘡的『救三死方』一則。

唐·劉禹錫撰《傳信方》十四則。其中包括：治氣痢，血痢方三則；治毒蟲咬傷方三則；治甲疽，喉痹方二則；治瘰养成癘，咳嗽方二則；治有頭疽，中風，癬，心痛，痔二則；治月經不絕，眼風淚癢，風，痢，氣瘿，口疳，小兒熱瘡，腳轉筋，陰狐疝氣，蚰蜒入耳，跌打損傷二則，治腹內痞一則。

唐·崔元亮撰《海上集驗方》，載有治瘢痕，痢，箭鏃不出，時疫，喉痹，黃疸，黑疸，肺炎咳嗽，齲齒，天行，發背，瘧，眼熱痛流淚，腰腳冷風氣，骨蒸，風濕，中風，便秘，瘰癧，痰熱咳嗽，痔，難產，胞衣不下，蟲蛇咬傷，腰腳蒸，腰痛，腹脹痛，毒腫，腰腳不隨，消渴病，心痛，濕瘡，目暗不明，咳嗽，面暗，石淋，青盲和脾心痛等三十八種疾病的治療方法。

唐·韋宙撰《獨行方》，治小兒臍中汁出，豌豆瘡，跌打損傷，全身瘡，消渴，諸瘡中風，蛇蟲毒攻心，腳氣浮腫，蠶咬，癖氣，手腕骨折，水腫，霍亂方。

唐·王方慶治霍亂的無名方。

唐·王方慶撰《嶺南急要方》，乳石補壅法和治霍亂方。

唐·李隆基撰《天寶單行方圖》，治療頭風、小腹痛、肺風和熱結膀胱證。

唐·楊炎撰《南行方》，治療疸，痢，腳氣小腹脹，瘧。

唐·李絳撰《兵部手集方》，治瘡疼不能忍，霍亂，痢，反胃羸弱不欲動，凶伏氣攻胃，肺炎咳嗽，反胃嘔吐，水病二方，寄生蟲病，外傷，眼痛，發背，瘡，中風口噤，燒燙傷，咳嗽氣短，子腸脫出，小兒火灼傷，頭痛，鼻衄，惡瘡二方，豌豆瘡，乳硬，嘔吐酸水，腰腿疼，腳氣，小兒赤丹不止二方，嘔吐，產後腹中臌脹，皮膚瘙癢，毒腫不得臥，真心痛，瘧疾。

杜正倫治難產方。李邕治發背方。李謩治喉痹方。劉衮方。呂子華治瘡膿腫方。李卿治療白髮方。楊正進治黃疸方。令狐將軍治齒白帶下方。許裔宗治療中風口噤方。鄭洵美方。甘少府治腳轉筋兼暴風癱瘓方。韋丹治女子胎死腹中、肺癰、膏淋和疳病方。張尚客治水病方。夏侯鄆記載治箭鏃傷方。隨羊公服黃精法。童鐐治久患脾胃氣泄方。

唐·元希聲集《行要備急方》，治瘧法，療癱瘓、風神驗方。張文仲方九首，療風飲子方，煮散方，療一切風乃至十年二十年不善者方，寒水石煮散方，釀酒法，療卒風疹秘驗方。

《經效方》，包括犀角療瘰癧方及又方，大黃膏方，療鼠瘺久不差方，療金瘡方，治婦人心痛方，易產方，久患麻子方及又方，療產後血淋熱淋方，產後風虛頭痛語言時僻方，產後汗不止方，理產後血氣心煩渴方，血氣煩悶脅肋脹痛方及又方，產後赤白痢臍下氣痛方，療大便不通熱氣結于腸胃方，產後虛煩頭痛短氣欲死心中亂不解方，療咳嗽多痰唾黏氣方及又方，療產後血氣虛汗出方，產後久痢津液虛竭不止方，產後血氣脅肋妨脹痛方。

《傳效方》，治水腫滿不得臥，眼疾，婦科病。《甲乙方》，包括治療天行三方，治傷寒下痢膿血方，治白帶方，療尿血七方，療粉渣方，療澡豆方。

《萬全方卷一》，治療反胃方。

唐·蔡尼《甲煎方》治療甲煎。《手抄方》療心痛。《通真論》療婦科病。《續傳信方》治脾洩氣痢，陽衰，陰毒傷寒，風痛，五勞七傷，煩渴，腰腳骨痛，氣虛風疹，脾虛氣泄不止，腰膝痛，赤白痢，腰冷起夜，跌打損傷。《劉五娘方》療小兒瘦弱。《桑居方》治脾元久冷，上虛下實，胸中痰飲，頭暈目眩，奔豚氣，水腫，牙齦腫痛，口舌生瘡，心痛汗不止，中風神昏，霍亂吐瀉，手足逆冷，婦女血海久冷白帶自下，不孕，痰飲虛喘，膈胃煩。

唐·沖虛先生《三品制練方》，治五勞七傷，盜汗，肺痿虛損，久咳喘，霍亂，轉筋，口唇青黑，腰腿刺痛，泄瀉，遺尿遺精，目昏耳鳴，久痢，食欲不振，肌肉瘦削。

《葛真人方》，寫秋乳丹治男子脾胃久弱泄瀉，尿頻，陰囊濕癢，食欲不振，婦科宮冷不孕，赤白帶下。

楊某，增益腎氣填補止渴方。胡權化毒排膿内補散治一切疤疽瘡瘍方。何仙姑療危重，癱瘓，疼痛，惡疾，飲食不進，失眠方。聖婆婆療目疾方。李真人治眼疾方。魏夫人治五勞七傷、臍腹冷痛、關節酸痛、上實下虛、眩暈、氣血衰微、中風癱瘓、目昏耳聾、口苦舌乾、食欲不振、遺精、膀胱疝氣、淋症、多夢盜汗、久泄久痢、嘔吐、痹症、冷痛、不孕方。

杜先生治上實下虛厥病心腹冷痛、小兒慢驚風、吐利不止、抽搐、老人中暑昏迷、產後血逆惡露不止、赤白帶下和腎陰虛方。胡尚書日常漱口，清潔口腔用方。

谷伯陽《傷寒論》扶正助陽，治療上實下虛、氣不升降、神怯體弱、多夢易驚、盜汗、腰腹痛、嘔吐、霍亂、產後血氣虧虛和帶下腹痛。

思賢治脾胃虛弱，食欲不振，心痛方。

北宋·歐陽修撰《人身順氣湯》治療陽虛方。

《韓魏王方》，治風寒入骨、機體羸瘦、精神昏倦、嘔吐、腰酸腿痛。《王醫師方》治中暑。《至聖真人方》治咳嗽痰多，喘，肺痿。《馬倫方》治瘡瘍腫痛。《李鑒方》治白髮。《陳體常方》固腎益精。《韓相公方》治眼障。《陳傅三方》治紅眼病。《黃土部方》治療牙病。宋·司馬光《醫問》治瘡方。

范老輯複之稿本，根據資料內容的多寡，擇善而從。《修養書》所收錄之方多為唐宋時期的文學家所開具處方，引用資料來源於經史《大觀本草》、劉禹錫《傳信方》、明·程衍道經余居刊本、唐·王燾《外臺秘要》、《政和本草》影宋刊本、唐·昝殷《產寶》、《醫方類聚》《崔氏海上方》、日本舊抄本《衛生家寶》等古醫籍，全面收集了原書之方劑，並有序加以排列、校勘，雖由於資料原因，未恢復全書原貌，但為今人學習和研究創造了條件。

目錄

修養書　唐　司馬承禎

正月一日取五木煑湯以浴令人至老鬚髮黑

徐鍇注云道家謂青木香為五香亦云五木道家多以此浴當是其義也大觀本草卷六木香條圖經引葉五十九下

救三死方

唐 柳宗元

治霍亂鹽湯方元和十一年十月得乾霍乱上不可吐下不可利出冷汗三大斗許氣即绝河南房偉傳此湯入口即吐绝氣復通其法用塩一大匙熬令黄童子小便一升二物温服之少頃吐下即愈柯利征史大觀本草卷四食塩條圖經引

葉八上

元和十二年二月得脚氣夜半痞絶脅有塊大如石且死困大寒不知人三日家人號哭滎陽鄭洵美傳杉木湯服

半食頃大下三下氣通塊散杉木節一大升橘葉切一大升北地無葉可以皮代之大腹檳榔七枚合子碎之童子小便三大升共煑取一大升半分兩服若一服得快利即停後服已前三死真死矣會有教者皆得不死恐他人不幸有類吾病故傳焉（大觀本草卷十四杉材條圖經引葉四十上雜寶普濟方卷四葉卅二上）

元和十一年得丁瘡凡十四日日益篤善藥傳之皆莫能知長樂賈方伯教用蜣蜋心一夕而百苦皆已明年正月食羊肉又大作再用亦神如驗其法一味貼瘡半日許可再易血盡根出遂愈蜣蜋心腹下度取之其肉稍白是也所以云食羊肉又大作者蓋蜣蜋畏羊肉故耳用時須禁

食羊其法蓋出葛氏肘後方大觀本草卷二十二蜣螂條圖經引葉二十五○按圖經引此方云唐柳州劉禹錫纂柳州救三死方云云則此方爲禹錫纂矣惟以前三方皆著柳柳州之名則此方當爲圖經誤引者也

賈方伯

方伯不知其名曾用蜣蜋治柳宗元丁瘡柳氏因著其方云

傳信方

唐　劉禹錫

治氣痢巴石丸取白礬一大斤以炭火淨地燒令汁盡則其色如雪謂之巴石取一大兩細研治以熟豬肝作丸空腹飲下丸數隨氣力加減水牛肝更佳如素食人餻餅丸之亦通或云白礬石中青黑者名巴石

又治虵咬蠍螫燒刀子頭令赤以白礬置刀上看成汁便熱滴咬處立差此極神驗得力者數十人正元十三年有兩僧流向南到鄧州俱為虵嚙令用此法救之傳藥了便瘥更無他苦

又崔氏方治甲疽或因割甲傷肌或因甲長侵肉遂成瘡

腫痛復緣窄靴研損四邊腫皴黃水出浸淫相染五指俱爛漸漸引上脚趺泡漿四邊起如火燒瘡日夜焙增醫方所不能療者綠礬石五兩形色似朴消而綠色取此一物置於鐵板上聚炭封之囊袋吹令火熾其礬即沸流出赤色如融金汁者是真也看沸定汁盡去火待冷取出搜為末色似黃丹收之先以鹽湯洗瘡拭乾用散傅瘡上惟多為佳着藥訖以軟帛緩裹當日即汁斷瘡乾若患痛急塗少酥令潤每日一遍鹽湯洗濯有膿處常洗使淨其痂乾處不須近每洗訖傅藥如初但急痛即塗酥五日即覺上痂漸剝起亦依前洗傅藥十日即瘡漸漸剝盡痂落軟處

或更生白肉膿泡即搽破傅藥自然總差刑部張侍郎親
嬰此病臥經六十日困頓不復可言京眾醫並經造問皆
隨意處方無効驗惟此法得効如神故錄之以貽好事者
治喉痺取皂莢礬入好米醋或常用釅醋亦通二物同研
嚥之立差如苦喉中偏一傍痛即側臥就痛處含之勿嚥
此法出於李驀甚奇（右四方並出柯刊經史大觀本草卷三礬石條葉十三）
石旻山人甘露飲療熱壅涼膈上毆積滯蜀朴消成末每
一大斤用蜜冬用十三兩春夏秋用十二兩先搗篩朴消
成末後以白蜜和令勻便入新青竹筒隨小大著一節着
藥得半筒已上即止不得令滿却入炊甑中令有藥處在

飯內其虛處出其上不妨觀筭即得候飯熟取出承熱綿濾入一瓷缽中以竹箆攪勿停手令至凝即藥成收入合中以熱月即於冷水中浸缽然後攪每食後或欲臥時含一匙半匙漸漸咽之如要通轉亦得大觀本草卷三朴消條圖注引葉十九下

崔中丞鍊鹽黑丸方鹽一升擣末內麤瓷瓶中實築泥頭訖初以煻火燒漸漸加炭火勿令瓶破候赤鹽徹如水汁即去火其鹽冷即凝破瓶取之豉一升熬焦桃仁一大兩和麩熬令熟巴豆二大兩去心膜紙中熬令油出須生熟得所熟即少力生又損人四物各用研擣成熟藥秤量蜜和丸如梧子每服三丸皆平旦時服天行時氣豉汁及茶

下並得服後多與茶汁行藥力心痛酒下入口便止血痢飲下初變水痢後便止鬼瘧茶飲下骨熱白蜜湯下忌冷漿水合藥久則丸稍加令大凡服藥後吐痢勿怪服藥一日忌口兩日吐痢若多即煎黃連汁服止之平旦服藥至小食時已來不吐痢者或遇殺藥人即更服一兩丸投之其藥各中合臘月尤佳甆合子中盛貯以臘紙封之勿令洩氣清河崔能云合得一劑可救百人天行時氣卒急覓諸藥不得又恐過時或在道途或在村落無諸藥可求但將此藥一刀圭即敵大黃朴消數兩曾試有效宜行於閭里間及所使輩若小兒女子不可服多被攪作耳大觀本草卷四

食塩條圖經
引葉八
治瘰癧取鉛三兩鐵器中熬之久當有腳如黑灰取此灰
和脂塗瘡子上仍將舊綿貼之數〻去帛拭惡汁又文貼
如此半月許亦不痛不破不作瘡但內消之為水差雖流
過項亦差大觀本草卷五鉛
條圖經引葉十上
錬石法用之傅瘡腫無不愈者北齊馬嗣明醫楊遵彥背瘡
取麁理黃石如鵝卵大猛烈火燒令赤內釅醋中因有屑
落醋裏頻燒淬石至盡取屑暴乾擣篩和醋塗之立愈大觀
本草卷五薑石條圖
經引葉五十下(續)
治蟲豸傷咬取大藍汁一椀入雄黃麝香二物隨意着多

少细研捘藍汁中以點咬處若是毒者即并細服其汁神異之極也昔張薦員外在劍南為張延賞判官忽被斑蜘蛛咬項上一宿咬處有二道赤色細如箸繞項上從胷前下至心經兩宿咬處頭面腫疼如數升盌大肚漸腫幾至不救張相素重薦因出家財五百千并薦家財又數百千募能療者忽一人應召云可治張相初甚不信欲驗其方遂令目前合藥其人云不惜方當療人性命耳遂取大藍汁一甆盌取蜘蛛投之藍汁良久方出得汁中甚困不能動又別擣藍汁加麝香末更取蜘蛛投之至汁而死又更取藍汁麝香復加雄黃和之更取一蜘蛛投汁中隨化為

水張相及諸人甚異之遂令點於咬處兩日內差平愈但咬處作小瘡痂落如舊[redacted]大觀本草卷七藍實條圖徑引葉三下至四上

有崔承元者因官治一死罪因出活之因後數年以病自致死崔為內障所苦喪明逾年後半夜歎息獨坐時聞悉窣之聲崔問為誰曰是誰昔所蒙活者因今故報恩至此遂以此方告訖而沒崔依此合服不數月眼復明因傳此方於世大觀本草卷七黃連條圖徑引葉九上

隋隱涓

李亞治一切嗽及上氣者用乾薑須是合州至好者皂莢下篩了各稱等分多少任意和合後更擣篩一遍鍊白蜜

和捜又搗一二千杵每飲服三丸〻稍加大如梧子不限
食之先後嗽發即服日三五服禁食葱油鹹腥热麵其効
如神禹錫〇〔案禹錫二字原作劉字今以意改〕在淮南与李同幕府李每与
人藥而不出方或譏其吝李乃情話曰凡人患嗽多進冷
藥若見此方用藥热燥即不肯服故但出藥多効試之信
大觀本草卷八生薑條〔圖經引葉三〕
療癰腫有頭使使必穴方取茅錐一莖正爾全煎十數沸
之立潰若兩莖即生兩孔或折斷一枝爲二亦生兩穴大觀
本草卷八茅根條圖〔經引葉四十六下〕
療暴中風用緊細牛蒡根取時須避風以竹刀或荆刀刮

去土用生布拭了搗絞取汁一大升和灼然好蜜四大合温分為兩服每服相去五六里初服得汗〻出便差此方得之岳鄂鄭中丞鄭頃年至潁陽因食一頓熱肉便中暴風外生盧氏為潁陽尉有此方當時便服得汗隨差神効大觀本草卷九惡實條圖經引葉三至四

正觀中上以氣痢久未痊服它名醫藥不應因詔訪求其方有衛士進乳煎蓽撥法御用有効據圖經引唐太宗實錄謹按刘禹錫隋唐嘉話似亦記有此事待檢原書再行考證後累試年長而有虛冷者必効大觀本草卷九蓽撥條圖經引葉三十一下[輯]

余少年曾患癬初在頸項間後延上左耳遂成濕瘡用斑

貓狗膽桃根等諸藥徒令搔蠢其瘡轉盛偶於楚州賣藥
人教用蘆薈一兩研炙甘草半兩末相和令勻先以溫漿
水洗癬乃用舊乾帛子拭乾便以二味合和傅之立乾便
差神奇大觀本草卷九蘆薈條圖經引葉三十五上
貞元十年通事舍人崔抗女患心痛垂氣絕遂作地黃冷
淘食之便吐一物可方一寸已來如蝦蟇狀無目足等微
似有口蓋為此物所食自此遂愈食冷淘不用著鹽大觀本草
卷六地黃條圖經引葉二十七上
硤州王及郎中[redacted]痔法（槐湯灸）以槐枝濃煎湯先洗痔便以艾灸
其上七壯以知為度及早充西川安撫使判官乘騾入駱

谷及宿有痔疾因此大作其狀如胡瓜貫於腸頭熱如煻
灰火至驛僵仆主郵吏云此病其父曾患來須灸即差及命
所使作槐湯洗熱瓜上令用艾灸至三五壯忽覺一道熱
氣入腸中因大轉瀉先血後穢一時至痛楚瀉後遂失胡
瓜所在登騾而馳大觀本草卷十二槐實條圖經引葉十上
療野雞[redacted]方　右以槐枝湯洗痔上便以艾灸上七壯以知
爲度王及充遞安撫到官乘騾馬入駱谷數日而宿有痔
疾其狀如胡瓜貫於腸熱如火到一驛驛僵卧無計有主郵
者云郎中此病其父曾患來須灸即差命所使爲槐湯洗痔
上便差灸之到三四壯忽覺一道熱氣戎然入腹中因大轉

先出血後乃有櫼一時出楚痛瀉後遂失胡瓜亦在登騾馬而馳醫心方卷七治諸痔方第十五葉二十上

治女子月経不絶來無時者取案紙三十張燒灰以清酒半升和調服之頓定如冬月即煖酒服大觀本草卷十二楮實條圖經引葉二十七上

眼風淚痒或生翳或赤眥一切皆主之宣州黃連擣篩末蕤核人去皮碾為膏緣此性稍濕末不得耳与黃連等分和合取無蚛病乾棗三枚割頭少許留之去却核以二物滿填於中却取所割下棗頭依前合定以少綿裹之惟薄綿為佳以大茶椀量水半椀於銀器中文武火煎取一雞

子以来以綿濾待冷點眼萬萬不失前後試驗數十人皆

應大觀本草卷十二蕤核條圖經引葉四十一下

治風蹷三字據補注補海桐皮二兩牛膝芎藭羌活地黃骨皮五

加皮各一兩甘草半兩薏苡仁二兩生地黃十兩八物

淨洗焙乾細剉生地黃以蘆刀子切用綿一兩都包裹入

無灰酒二斗浸冬二七日夏一七日候熟空心食後日午

晚臥時時一盞長令醺醺合時不用添減禁毒食據傳信方補

大觀本草卷十三海桐皮條圖經引葉四十三上

子曾苦赤白下諸藥服遍久不差轉為白膿令狐將軍傳

此法用訶梨勒三枚上好者兩枚炮取皮一枚生取皮同

末之以沸漿水一兩合服之淡水亦得若空水痢加一錢
匕甘草末若微有膿血加二匕若血多加三匕皆効大觀本草
卷十四訶梨勒條圖經引葉八至九

蘗根[redacted]餺飥法每至立秋前後即患痢或是水穀痢兼腰
疼等取蘗一大兩擣篩以好麪捻作餺飥子如皂莢子大清
水煮每日空腹服十枚並無禁忌神良大觀本草卷十四圖經引葉十五下

療忽生癭疾一二年者以萬州黃藥子半斤須緊重者為
上如輕者虛即是他州者力慢須用一倍取無灰酒一斗
投藥其中固濟瓶口以糠火燒酒一復時已上據孫思邈千金月令輯佚
燒酒候香氣出外瓶頭有津出即止不待一宿火仍不得

太猛酒有灰據圖經引本書得之邕州從事張岩岩目擊有効復已試其驗如神據圖經引本書大觀本草黃藥根條葉二十五上

主大人口中瘡并發背萬不失一用山李子根亦名牛李子薔薇根野外者佳各細切五升以水五大斗煎至半日已來汁濃即於銀銅器中盛之重湯煎至一二升看稍稠即於瓷瓶子中盛少少溫含咽之必差忌醬油醋膩熱麵大約不宜食肉如患發背重湯煎令極稠如膏以帛塗之瘡上神効襄州軍事柳岸妻竇氏患口瘡十五年遂尽落齗亦斷壞不可近用此方遂差大觀本草卷十四鼠李條圖經引葉三十五上

貞元十一年余至奚吏部宅坐客有崔員外因話及此崔

療蜘蛛咬遍身生絲方
取羊乳一味久服愈為度
貞元十一年余偶到奚
吏部宅坐客有刑部
崔從質因話此方崔云
目擊有人被蜘蛛咬腹
大如有娠遍身生絲其
家弃之乞食於道有僧遇
之教飲羊乳得愈平伏
醫心方卷十八治蜘蛛嚙人
方卷第卅五

葉十一上

云目擊有人為蜘蛛咬腹大如有孕遍身生絲其家弃之乞食於道有僧教喫羊乳未幾而疾平（大觀本草卷十七羖羊角條圖經引）

亂髮雞子膏主孩子熱瘡雞子五枚去白取黃亂髮如雞子許大二味相和於鐵銚子中炭火熬初甚乾少頃即髮焦遂有液出旋取置一甆椀中以液盡為度取塗熱瘡上即以苦參末粉之頃在武陵生子蓐內便有熱瘡發於臀腿間初塗以諸藥及他藥無益日加劇蔓延半身狀候至重晝夜啼號不乳不食睡因閱本草至髮髲本經云合雞子黃煎之消為水療小兒驚熱下痢注云由俗中嫗母為

小兒作雞子煎用之髮雜熬良久得汁與小兒服去痰熱
主百病用髮皆取久梳頭亂者又檢雞子本經云療火瘡
因是用之果如神立效大觀本草卷十九雞子條圖經引葉四上
甘少府治脚轉筋兼暴風通身水冷如癱緩者取蠟半斤
以舊帛絁繒並得約闊五六寸看所患大小加減闊狹先
銷蠟塗於帛上看冷熱但不過燒人便承熱纏脚仍須當
脚心便著襪裹脚待冷即更易之亦治心躁驚悸如覺是
風毒兼裹兩手心大觀本草卷二十蜜條圖經引葉二下
治喉痺取虫汁點喉中下即喉開也大觀本草卷二十一蛞蝓條圖經引葉十
一上

張仲景治雜病方療陰狐疝氣偏有大小時時上下者蜘蛛散主之蜘蛛十四枚熬焦桂半兩二物為散每服八分一匕日再蜜丸亦通（大觀本草卷二十二蜘蛛條圖經引葉十二下）

合甲香法（四字據倒補）每甲香一斤以泔一斗半於鐺中以微煻火煮經一復時即換新泔經三換即漉出衆手刮去香上惡物訖用白蜜三合水一斗又煻火煮一復時水乾又以蜜三合水一斗再煮都三復時以香爛止炭火熱燒地洒清酒令潤鋪香於其上以新瓷盞合蜜泥一復時待香冷硬即臼中用木杵擣令爛以沈香三兩麝香一分和合略擣令相亂入即香成以瓷瓶貯之更能埋之經久方燒

尤佳凡香此香須用大火爐多着熱灰及剛炭至合香時

又須換火猛燒令盡即去之爐傍着火煖水即香不散甲

香須用台州小者佳此法出於劉奉禮也 大觀本草卷二十二甲香

佳 圖經引 葉三十三下

治嗽補肺丸杏人二大升山者不中揀却雙人及陳顆以

童子小便一斗浸之春夏七日秋冬二七日并皮尖於沙

盆手中研細濾取汁煑令魚眼沸候軟如麵糊即成仍時

以柳篦攪勿令著底後即以馬尾羅或麁布下之日暴通

丸即丸服之時食前後總須三十丸五十丸任意茶酒下

忌白水粥只是為米泔耳自初浸至成當以紙盖之以畏

塵土也如無馬羅尾即以麄布袋下之如取東穰法大觀本草卷二十三杏核仁條圖經引葉三十下

蚰蜒入耳以油麻油作煎餅枕臥須臾蚰蜒自出而差李元淳尚書在河陽日蚰蜒入耳無計可為半月後腦中洪〻有聲腦悶不可徹至以頭自擊門柱奏疾狀危極因發御藥以療之無差者其為受苦不念生存忽有人獻此方乃愈大觀本草卷二十四油麻條圖經引葉七上

湖南李從事治馬墜撲損用稻稈燒灰用新熟酒未壓者和糟入鹽和合淋前灰取汁以淋痛處立差直至背損亦可淋用好糟淋灰亦得不必新壓酒也糯米性寒作酒則

熱糟乃溫平六九大豆与豉醬之不同之類耳（大觀本草卷二十六稻米條圖經引葉三上）

治打撲損（四字倒補）保得於崔給事取葱新折者便入塘灰火煨承熱剝皮擘開其間有涕便將罯損處仍令煨取續續易熱者崔云頃年澤潞與李抱真及判官李相方以毬杖按毬子其軍將以杖相格便乘勢不能止因傷李相拇指并爪甲擘裂遽索金創藥傳之强坐頻索酒飲至數盞已過量不覺面色愈青忍痛不止有軍吏言此方遂用之三易面色却赤斯須云已不痛凡十數度用熱葱并涕纏裹其指遂畢席笑語（大觀本草卷二十八葱實條圖經引葉三下）

療秋夏之交露坐夜久腹内痞如聚石在腹中痛者方

大豆半升　生薑八分　右以水二升煎取一升以下頓服其堅痞立散醫心方卷十治八瘕方第五葉

一切利神効方　黄連二兩半　黄蘗一兩半　零羊角半兩　伏苓半兩　右四味爲散蜜和丸用薑蜜湯下醫心方治雜利方第十五葉

準按神巧万全方有此方后有本事云政張回使君曾駐南中云得此方長慶中韋給事洪舉使安劉夢得授之此方暑月涉海得痢疾用之立効　匯方類聚卷一百三十九諸痢門四

療赤白利如鵝鴨肝方　黄芩　黄連各八分　右二味以水二升煎取一升分二服醫心方卷十一治赤白利方第二十四葉

療蚰蜒咬方　常濃作塩湯數浸洗而愈　浙西軍將張韶爲此虫所傷䶄其形如患大風眉鬢皆落每夕則蚰蜒

鳴于体中有僧遇諸途教用此法尋愈醫心方卷十八治蚯蚓咬人第卅五葉

蘇合香　皮膚如金色按之即少放之即起良久不定如蟲動烈者佳也

四部叢刊本夢溪筆談二十六葉八上

進步書局石印說庫本沈括夢溪筆談卷二十六葉四上

海上集驗方　唐　崔元亮

滅瘢膏以黄礬石燒令汁出胡粉炒令黄各八分惟須細研以臘月猪脂和更研如泥先取生布揩令痛即用藥塗五度又取鷹糞白鸞鳥窠中草燒作灰等分和人乳塗之其瘢自滅肉平如故柯刊經史大觀本草卷三礬石條葉十三下

勅賜薑茶治痢驗方以生薑切如麻粒大和好茶一兩椀呷任意便差若是熱痢即留薑皮冷痢即去皮大妙大觀本草卷八生薑條圖經引葉三下

療箭鏃不出搗根傅瘡日三易自出

又療時疫發黄心狂煩熱悶不認人者取大實一枚黄者

以新汲水九合浸淘取汁下蜜半大合朴硝八分合攪令消盡分再服便差右二方並出大觀本草卷八栝樓條圖經引葉十一上

治喉痺腫痛取茘花皮根共十二分以水十升煑取六合去滓含之細細嚥汁差止大觀本草卷八蠡實條圖經引葉二十四下

凡發背疑似者須便服秦艽牛乳煎當日得快利三五行即差

又治黃方用秦艽一大兩細剉作兩貼子以上好酒一升每貼半升酒絞取汁去滓空腹分兩服或利便止就中好酒人易治凡黃有數種傷酒曰酒黃夜食誤飡鼠糞亦作黃因勞發黃多痰涕目有赤脉日益憔悴或面赤惡心者

是元亮用之及治人皆力極効秦充須用新羅文者佳 右二 好

方並出大觀本草卷八秦艽條圖經引葉三十下

療肺嗽白鮮皮湯 方缺 大觀本草卷八白鮮條圖經引葉五十五上

赤白下骨立者地榆一斤水三升煮取一升半去滓再煎如稠餳絞濾空腹服三合日再 大觀本草卷九地榆條圖經引葉八上

治喉痺壅塞不通者取紅藍花擣絞取汁一小升服之以差為度如冬月無濕花可浸乾者濃絞取汁如前服之極驗但咽喉塞服之皆差亦療婦人產運絕者 大觀本草卷九紅藍花條圖經引葉六十五下

治䘌齒取鹽會四分杵末先以鹽指齒令淨然後傅少末

於上妙大觀本草卷九盧會條圖經引葉三十五上

治一切天行取白蘞研如麵漿水一大盞空腹頓服之便仰卧一食頃候心頭悶亂或惡心腹內如車鳴疞刺痛良久當有吐利數行勿怪欲服藥時先令煮漿水粥於井中懸著待冷若吐利過度即喫冷粥一椀止之不喫即困人大觀本草卷九白蘞條圖經引葉四十七上

治發背秘法李北海云此方神授極奇秘以甘草三大兩生搗別篩末大麥麵九兩於一大盤中相和攪令勻取上好酥少許別捻入藥令勻百沸水搜如餅劑方圓大於瘡一分熱傅腫上以油片及故紙隔令通風冷則換之已成

腰亦自出未成腫使內消當患腫著藥時常須喫黃耆粥甚妙又一法甘草一大兩微炙搗碎水一大升浸之器上橫一小刀子置露中經宿平明以物攪令沫出吹沫服之但是瘡腫發背皆可服甚效大觀本草卷六甘草條圖經引葉二十三至二十四

治一切心痛無問新久以生地黃一味隨人所食多少擣絞取汁搜麪作餺飥或冷淘食良久當利出長虫一尺許頭似壁宮後不復患矣昔有人患此病三年不差深以爲恨臨終戒其家人吾死後當剖去病本果得蟲置於竹節中每所食皆飼之因食地黃餺飥亦與之隨即壞爛由此得方大觀本草卷六地黃條圖經引葉二十七上

治癰用水煮牛膝根未發前服大觀本草卷六牛膝條圖經引葉三十七下

（治消渴丸）偶於野人處得神驗不可言用上元板橋麥門冬鮮肥者二大兩宣州黃連九節者二大兩去兩頭尖三五節小刀子條理去皮毛了淨吹去塵更以生布摩拭秤之擣末以肥大苦瓠汁浸麥門冬經宿然後去心即於臼中擣爛即內黃連末臼中和擣候丸即得併手丸大如梧桐子食後飲下五十丸日再但服兩日其渴必定若重者即初服藥每一服一百五十丸第二日服一百二十丸第三日一百丸第四日八十丸第五日依本服丸若欲合藥先看天氣晴明其夜方浸藥切須淨處禁婦人雞犬見知如似可每

日只服二十五九服訖覺虛即白羊頭一枚淨去毛洗了以水三大斗煮令爛去頭取汁可一斗已來細細服之亦不用著鹽不過三劑差大觀本草卷六麥门冬條圖經引葉四十九

療眼熱痛淚不止以菥蓂子一物搗篩為末欲卧以銅筋點眼中當有熱淚及惡物出并去努肉可三四十夜點之甚佳大觀本草卷六菥蓂子條圖經引葉八十四上

治腰腳冷風氣以大黃二大兩切如碁子和少酥炒令酥盡入藥中切不得令黃焦則無力搗篩為末每日空腹以水三大合入生薑兩片火錢煎十餘沸去滓薑取大黃末兩錢別置椀子中以薑湯調之空腹頓服如有餘薑湯徐

徐呷之令盡當下冷膿及惡物等病即差止大觀本草卷十大黃條圖經引葉十六上

療骨蒸鬼氣取童子小便五斗大澄清過青蒿五斗八九月採帶子者最好細剉二物相和內好大釜中以猛火煎取三大斗去滓洗淨釜令乾再瀉汁安釜中以微火煎可二大斗即取猪膽十枚相和煎一大斗半除火待冷以新瓷器盛每欲服時取甘草二三兩熟炙搗末以煎和搗一千杵為丸空腹粥飲下二十丸漸增至三十丸止大觀本草卷十草蒿條圖經引葉二十四上

威靈仙去衆風通十二經脉此藥朝服暮効踈宣五藏冷

膿宿水變病微利不瀉人服此四肢輕健手足温暖並得清涼時商州有人患重足不復地經十年不差忽遇新羅僧見云此疾有藥可理遂入山求之遣服數日平復後留此藥名而去此藥治丈夫婦人中風不語手足不隨口眼喎邪筋骨節風胎風頭風暗風心風々狂人傷寒頭痛鼻清涕服經二度傷寒即止頭旋目眩白癜風極治大風皮膚風痒大毒熱毒風瘡瘭治勞疾連腰背節風遶腕風言語澁滯痰積宣通五藏腹內宿滯心頭痰水膀胱宿膿口中涎水好喫茶滓手足頑痹冷熱氣雍腰膝疾痛久立不得受浮氣瘴氣增寒壯熱頭痛尤甚攻耳成膿而聾又衝

眼赤大小腸秘服此立通飲食即通住黃疸黑疸面無顏色瘰癧遍項產後秘澀腰痛月經損墮心痛注氣陽氣冷氣攻衝脊藏風壅腹肚脹滿頭面浮腫注毒脾肺氣痰熱咳嗽氣急坐卧不安疥癬等瘡婦人月水不來動經多日血氣衝心陰汗盜汗鷄臭穢其氣息不堪勤服威靈仙更用熱湯盡日頻洗朝塗苦唾若治鷄臭藥自塗身上內外塗之當得平愈孩子無辜令母含藥灌之痔疾秘澀氣痢絞結並皆治之威靈仙一味洗焙為末好酒和令微溫入竹筒內牢塞口九蒸九暴如乾添酒重洒之以白飯和丸如桐子大每服二十至三十丸湯酒下大觀本草卷十一威靈仙條葉六

至七　○按此文雖詳然服法簡略疑尚非全文圖經引崔氏此文今錄于左

採得陰乾月餘擣篩温清酒和二錢匕空腹服之如人本性殺藥可加及六錢匕利過兩行則減之病除乃停服其性甚善不觸諸藥但惡茶及麵湯以甘草梔子代飲可也

大觀本草卷十一威靈仙條圖經引葉六上至下

治難產及胞衣不下取蓖麻子七枚研如膏塗脚心底及衣纔下便速洗去不爾腸出即用此膏塗頂腸當自入大觀本草卷十一蓖麻子條圖經引葉九下

治蚰咬腫毒悶欲死用重臺六分續隨子七顆去皮二物擣篩為散酒服方寸匕兼唾和少許傅咬處立差大觀本草卷十

一續隨手集圖經引葉三十六下

治腰腳蒸法取荊葉不限多少蒸令熟熱置於瓮中其下著火溫之以病人置於葉中剩著葉蓋須臾當汗出藥中旋旋喫飯稍倦即止便以綿蓋衣避風仍進葱豉酒及豆酒並得差為度大觀本草卷十二牡荊條圖經引葉三十二上

主腰痛補腎湯杜仲一大斤一物細切分口劑每夜取口劑以水口大升浸至五更煎三分減一濾取汁以羊腎三四枚切下之再煮三五沸如作羹法空腹頓服用鹽酢和之亦得大觀本草卷十二杜仲條圖經引千篋中方葉三十六下攝篋中方論

療腹脹滿欲瘦病者猪牙皂角相續量長一尺微火煨去

皮搗篩蜜丸大如梧子欲服藥先喫煮羊肉兩臠啣汁三兩口隨以肉汁下藥十丸以快利為度覺得力更服以利清水即停差後一月已來不得食肉及諸油膩大觀本草卷十四皂莢條圖經引葉六下

療毒腫不問硬軟取楸葉十重薄腫上即以舊帛裹之日三易當重重有毒氣為水流在葉中如冬月取乾葉鹽水浸良久用之或取根皮剉爛搗傅之皆效大觀本草卷十四梓白皮條圖經引葉三十上

治喉痺腫塞欲死者取沙牛角燒刮取灰細篩和酒服棗許大水調亦得大觀本草卷十六牛黃條圖經引葉六下

治腰脚不隨取虎腰脊骨一具細剉訖又以斧於石上更
搥碎又取前兩脚全骨如前細搥之兩件並於鐵床上以
大炭火匀炙翻轉候待脂出甚則投濃美無灰酒中密封
春夏一七日秋冬三七日每日空腹隨飲性多則多飲性
下則少飲未飯前三度溫飲之大戶以酒六七斗止小戶
二斗止患十年以上者不過三劑七年以下者一劑必差
忌如藥法大觀本草卷十七虎骨條圖經引葉二十上

療消渴羸瘦小便不禁兎骨和大麥苗煮汁服極効大觀本草
卷十七兎骨條圖經引葉二十一下

豬脛酒療冷痢久不差方此是脾氣不足暴冷入脾舌上

生瘡飲食無味縱喫食還吐下小腹雷鳴時〻心悶乾皮細
起膝脛痠疼兩耳絶聲四肢緩動沈重日漸瘦劣重成鬼
氣及婦人血氣不通逆食憂煩行常無力四肢不舉丈夫
痃癖兩肋虛脹變為水氣皆効驗此法出於傳屍方取猪
脏一具細切与青蒿葉相兼和以無灰酒一大升微火溫
之乘熱內猪脏中和蒿葉相共煖使消盡又取桂心一小
兩別擣為末內酒中每日平旦空腹取一小盞服之午間
時夜間各再服〻甚驗忌熱麪油膩等食（大觀本草卷十八猪卵條圖經）
引葉〻三上
治五種心痛云肝心痛則顏色蒼〻如死灰狀而喘息大

用野狐糞二升燒灰薑黄三兩擣研爲末空腹酒下方寸
匕日再服甚効大觀本草卷十八狐陰莖條葉七上
治濕癬取胡鷰窠最寬大者惟用抱子處餘處不用擣爲
末以漿鹽甘草入少許鹽成湯用洗瘡洗訖拭乾便以窠
末貼其上三兩遍便愈大觀本草卷十九雀卯條圖經引葉九下
蝸牛涎主消渴六字據圖經補取蝸牛十四枚以三合浸之瓷
甌中以器覆之一宿其中自沿器上取水飲食不過三劑
已大觀本草卷二十一蛞蝓條圖經引葉十七下
蓬虆二字以例補一名西國草一名畢楞伽一名覆盆子治眼
暗不見物冷淚浸淫不止及青盲天行目暗等取西國草

日暴乾搗令極爛薄綿裹之以飲男乳汁中浸如人行八九里久用點目中即仰臥不過三四日視物如少年禁酒油麪大觀本草卷二十三蓬虆條圖經引葉十三上

治喉痹腫痛以茘枝花并根共十二分以水三升煑去滓含細細嚥之差止大觀本草卷二十三茘枝條圖經葉二十三下

療金瘡刀斧傷破血流以石灰一升石榴花半斤搗末取少許傅上捺上少時血斷便差大觀本草卷二十三安石榴條圖經引葉三十三下

療嗽單驗方取好梨去核搗取汁一茶椀著椒四十粒煎一沸去滓即内黑餳一大兩消訖細細含嚥立定大觀本草卷二十三梨條圖經引葉三十五上

治面皯黑子取李核中人去皮細研以雞子白和如稀餳塗至晚每以淡漿洗之後塗胡粉不過五六日有効避風大觀本草卷二十三李核仁條圖經引葉三十六下

療石淋便中有石子者胡桃肉一升細米煮漿粥一升相和頓服即差大觀本草卷二十三胡桃條圖經引葉三十九下

治青盲三字以例補但瞳子不壞者療十得九愈蔓菁子六升一物蒸之看氣遍合甑下釜中熱湯淋之乃暴令乾還淋如是三遍即取杵篩爲末食上清酒服二寸七日再大觀本草卷二十七蕪菁條圖經引葉四上

治脾心痛々則腹脹如錐刀刺者吴茱萸一升葱花一升

以水一大升八合煎七合去滓分二服立効大觀本草卷二十八葱實條圖經引葉三下

治腰脚韭子一升揀擇蒸兩炊已來曝去黑皮炒令黃擣成粉安息香二大兩水煮一二百沸訖緩火炒令赤色二物相和擣為丸如乾入釜亦得每日空腹以酒下二十丸然後以少飯壓之根亦入藥用大觀本草卷二十八韭條圖經引葉五下

治赤白下痢以

不問老稚孕婦悉可服取馬齒莧擣絞汁三大合和雞子白一枚先溫令熱乃下莧汁微溫取頓服之不過再作則愈大觀本草卷二十九馬齒莧條圖經引葉三上

獨行方　　唐　韋宙

治小兒臍中汁出不止兼赤腫以白石脂細末熬溫撲臍中日三良（柯刊經史大觀本草卷三白石脂條圖經引葉三十二下）

治豌豆瘡煮紫草湯飲（大觀本草卷八紫草條圖經引葉五十上）

主豌折瘀血單用菴藺一物煮汁服之亦末服（大觀本草卷菴藺子條圖經引葉八十三上）

葎草　主癩遍體皆瘡者用葎草一擔以水二石煮取一石

以潰瘡不過三作乃愈大觀本草卷十一蘗草條圖經引葉四十一下

主　卒消渴小便多黃蘗一斤水一升煮三五沸渴即飲之恣意飲數日便止大觀本草卷十十黃蘗條圖經引葉十四下
邪有十種多刺而小細葉者名刺蘗木

背心甲錯是[illegible]為肺癰黃昏湯主之取夜合皮掌大一枚水三升煮取半分再服大觀本草卷十三合歡條圖經引葉四十四上又張世南游宦紀聞卷九引五年氏此方文有小异

治諸瘡中風者生蜀椒一升取少麵合溲裹椒勿令漏氣分作兩裹於塘灰火中燒熱及熱出之刺頭作孔當瘡孔上罨著使椒氣射入瘡中冷則易之須臾瘡中出水及遍體出汗即差大觀本草卷十四蜀椒條圖經引葉四下

主丁瘡及反花瘡並煎柳枝葉作膏塗之大觀本草卷十四柳華條圖經

引葉十下

主蟯蟲攻心如刺口吐清水取根剉水煮令濃赤黑色以汁合米煮作糜隔宿勿食來旦從一乜為始少時復食一乜半糜便下蟯蟲驗 大觀本草卷十四楝實條圖經引葉十三上

療腳氣浮腫心腹滿大小便不通氣急喘息者以郁李仁人卄二分擣碎水研取汁薏苡人擣碎如粟米取三合以汁煮米作粥空腹食之佳 大觀本草卷十四郁李人條圖經引葉十七上

治蚕咬取田父脊背上白汁和蟻子灰塗之差 大觀本草卷二十二蝦蟆條圖經引葉二上

療癖氣取芋子一斤壓破酒五升漬二七日空腹一杯神

胸中甲錯是爲肺癰黄昏湯治之取夜合皮掌大一枚水盃服之——潞宦札用九紙

良大觀本草卷二十三芋條圖經引葉二十下

主跣折骨痛不可忍用大麻根及葉擣取汁一升飲之非時即煑乾麻汁服亦同大觀本草卷二十四麻子條圖經引葉四下

療水腫從脚起入腹則殺人用用字上原有亦字依例删赤小豆一斗煑令極爛取汁四五升溫漬膝以下若已入腹但服小豆勿雜食亦愈大觀本草卷二十五赤小豆條圖經引葉四上

主水病兩足腫者剉葱葉及莖煑令爛漬之日三五作乃佳大觀本草卷二十八葱實條圖經引葉三下

主霍亂乾嘔不息取薤一虎口以水三升煑取半頓服不過三作即已大觀本草卷二十八薤條圖經引葉七下

唐　王方慶

治中丸以下四方不惟霍亂可醫至於諸病皆療並須預排比也其三方者治中湯四順湯厚朴湯也四順湯用人參附子炮乾薑甘草各二兩切以水六升煎取二升半分四服若下不止加龍骨二兩若痛加當歸二兩（厚朴湯見厚朴條）

柯刊經史大觀本草卷六人參條圖經引葉十六上

嶺南急要方

唐 王方慶

服乳石補壅法

南方養生治病無過丹砂其方用升麻末三兩研練了光明砂一兩二物相合蜜丸如梧子每日食後服三丸

七物升麻丸升麻犀角黄芩朴消梔子黄大各二兩豉二升微熬同擣散蜜丸覺四肢大熱大便難即服三十丸取微利為好若四肢小熱於食上服二十丸非但辟瘴兼甚明目柯刋經史大觀本草卷六升麻圖經引葉五十五上

治霍亂厚朴湯厚朴四兩炙桂心二兩枳實五枚生薑三兩四物切以水六升煮取二升分三服陶隱居治霍亂方用此方不惟霍亂可醫至於諸病皆療並須預排比也大觀本草卷十三厚朴條

圖經引葉二十三下

天寶單行方圖

白菊花味辛平無毒元生南陽生谷及田野中潁川人呼為回蜂菊汝南名荼苦蒿上黨及建安郡順政並名羊歡草河內名地薇蒿諸郡皆有其功主丈夫婦人久患頭風眩悶頭髮乾落胷中痰結每風發即頭旋眼昏暗不覺欲倒者是其候也先灸兩風池各二七壯并服此菊花酒及丸永差其法春末夏初收軟苗陰乾擣末空腹取一方寸

匕和無灰酒服之日再漸加三方寸匕若不飲酒者但和羹粥汁服之亦得秋八月合花收暴乾揃切取三大斤以生絹囊盛貯浸三大斗酒中經七日服之日三常令酒氣相續為佳柯刊經史大觀本草卷六菊花條圖經引葉十二上

連錢草味甘平無毒元生咸陽下溼地亦生臨淄郡濟陽郡池澤中甚香俗間或云圓葉似薄荷江東吴郡丹陽郡極多彼人常充生菜食之河北柳城郡盡呼為海蘇好近水生經冬不死咸洛二京亦有或名胡薄荷所在有之單服療女人小腹痛又云女子忽得小腹中痛月經初來便覺腰中切痛連脊間如刀錐所刺忍不可堪者衆醫不別

謂是鬼疰妄服諸藥終無所益其疾愈增審察前狀相當
即用此藥其藥夏五月正放花時即採取暴乾擣篩為散
女子有患前件病者取二方寸匕和好醋二小合攪令勻
平旦空心頓服之每日一服以知為度如女子先冷者即
取前件藥五兩加桃仁二百枚去尖皮熬擣為散以蜜為
丸如梧子大每日空腹以飲及酒下三十丸日再服以疾
愈為度忌麻子蕎麥（大觀本草卷九積雪草條圖經引 葉四十二上）
水香稜味辛微寒無毒性澁元生博平郡池澤中苗名香
稜根名莎結亦名草附子河南及淮南下濕地即有名水
莎隴西名謂之地藾根蜀郡名續根草亦名水巴戟今涪

都最饒名三稜草用莖作鞋履所在皆有單服療肺風
又云其藥療丈夫心肺中虛風及客熱膀胱間連脅下時
有氣妨皮膚瘙癢癮癖飲食不多日漸瘦損常有憂愁心
忪少氣等並春收苗及花陰乾入冬採根切貯於風涼處
有患前病者取苗二十餘斤剉以水二斗石五斗煮取一石
五斗於浴斛中浸身令汗出五六度浸兼浴其肺中風皮
膚痒即止每載四時常用則癮疹風永差其心中客熱膀
胱間連脅下氣妨常日憂愁不樂兼心忪者取根二大斤
熬令香以生絹袋盛貯於三大斗無灰清酒中浸之春三
月浸一日即堪服冬十月後即七日近暖處乃佳每空腹

服一盞日夜三四服之常令酒氣相續以知為度若不飲酒即取根十兩加桂心五兩蕪荑三兩和擣為散以蜜和為丸擣一千杵丸如梧子大每空腹以酒及薑蜜湯飲汁等下二十丸日再服漸加至三十丸以差為度（大觀本草卷九莎草條圖經引葉）

四十九上

唐、楊炎、字公南、有孝行、玄宗時、父喪、廬墓側、號慕不廢聲、有紫芝白雀之祥、詔表其閭、三世以孝行聞、大明仁孝皇后勸善書卷四第廿七葉上

全唐詩話卷二附楊炎

南行方　　唐　楊炎

療熛疽湯用升麻 餘缺

升麻膏 方缺

升麻搨湯方 缺 并 並療諸丹毒等 柯刋經史大觀本草卷六升麻條圖經引葉五十五下

牙子六月以前用葉以後用根生咀、以木葉裹之煻火炮令熱用熨瘡上療冷即止 大觀本草卷十牙子條圖經引葉四十三下

蒲公英下缺 大觀本草卷十一蒲公英條圖經引葉五十七下

治瘴痢無問老少日夜百餘度者取乾楮葉三兩熬擣為末煎烏梅湯服方寸匕日再服取羊肉裹末內穀道痢出即止大觀本草卷十二楮實條圖經引葉二十七上

療腳氣小腹脹小便澀取烏牸牛溺一升一日分服腹消乃止大觀本草卷十六牛黃條圖經引葉六上

主山瘴瘧有鯪鯉湯方缺 大觀本草卷二十二圖經引葉廿九上

療反胃唯吐無常粥飲入口即吐困弱无力垂死者以上黨大人參二大兩拍破水一大升煮取四合熱頓服日再兼以人參汁煮粥與啖李直方司勳徐賁訂中於漢南患反胃兩月餘諸方不差遂與此藥方當時便定差後十餘日發入

兵部手集方

唐 李絳

服丹石人有熱瘡疼不可忍方用紙環圍腫處中心填消石令滿匙抄水淋之覺甚不熱疼即止 柯刊經史大觀本草卷三消石條葉十五下

救人霍亂頗有神効漿水稍醋味者煎乾薑屑呷之夏月腹肚不調煎呷之差 大觀本草卷五漿水條葉十八上

香連丸主下痢宣連青木香分兩停同擣篩白蜜丸如梧

京師每与[illegible]名医
特論此藥難可仍倚也
大观本草卷六人参条
图経引葉十五至十六上

子空腹飲服下二三十丸日再如神其久冷人即用煨熟
大蒜作丸（大觀本草卷七黃連條圖經引葉九上〔緝〕）
治反胃羸弱不欲動毋薑二斤爛搗絞取汁作撥粥服作
時如葛粉粥法（大觀本草卷八生薑條葉四上）
療背伏氣攻胃咽不散方通草（餘缺大觀本草卷八圖經引葉二十一下通草條）
療肺嗽白鮮皮湯（方缺大觀本草卷八白鮮條圖經引葉五十五下）
治發背頭未成瘡及諸熱腫以濕紙搨上先乾處是熱氣
衝上欲作瘡子便灸之如先疼痛灸即不痛即以痛為度
（大觀本草卷九艾葉條葉二下）
療反胃嘔吐無常粥飲入口即吐困弱無力垂死者以上

黨人汁參煮粥與噉李直方司勳除郎中於漢南患反胃兩月餘諸方不差遂與此方當時便定差後十餘日發入京絳每與名醫特論此藥雅可為傳也（大觀本草卷六人參條圖經引葉十五至十六）

療水病無問年月深淺雖復脉惡方主之大戟當歸橘皮各一大兩切以水二大升煮取七合頓服利水二三斗勿怪至重不過再服便差禁毒食一年水下後更服永不作此方出於張尚客（大觀本草卷十大戟條圖經引葉三十九下）

治小兒蚘蟲嚙心腹痛亦單用鶴虱細研以肥猪肉汁下五歲一服二分蟲出便止餘以意增減（大觀本草卷十一鶴蝨條圖經引葉四十二）

下

療刺入肉疼悶百理不差方松脂流出如細乳頭香者傅瘡上以帛裹三五當有根出不痛不癢不覺自落大觀本草卷十二松脂條葉八上

療眼暴赤痛神効枸杞汁点眼立驗大觀本草卷十二枸杞條葉十三下

治發背頭未成瘡及諸熱腫水者青竹筒角之及掘地作坑貯水臥以腫處當坑子上角之如菉豆大戢戢然出不止遍匝胃肋大觀本草卷十三苦竹條葉七上

治瘡慈竹籜灰油和塗之妙同上

治中風口噤服淡竹瀝一升同上

治湯火灼爛竹中蚛末傅之良 同上葉七下
小兒口噤體热者竹瀝二合煖之分三四服兒新生切不
可逆加針灸忍痛動其五脉因之成癎是以田舍小兒任
其自然皆無此疾可審之 同上葉七下
又治小兒大人欬逆短氣胷中吸吸咳出涕唾嗽出臭膿涕
粘淡竹瀝一合服日三五服大人一升 同上葉七下
治醋心每醋氣上攻如釅醋茱萸一合水三盞煎七分頓
服縱濃亦須强服近有人心如蜇破服此方後二十年不
發 大觀本草卷十三吳茱萸條葉十上
子腸脫出茱萸三升酒五升煎取二升分溫三服 同上葉十上

小兒火灼瘡一名瘭漿瘡一名火爛瘡用酒煎茱萸拭上効同上葉十上

治頭痛不可忍是多風痰所致梔子末和蜜濃傅舌上吐即止大觀本草卷十三梔子條葉十四

治心痛不可忍十年五年者煎湖州茶以頭醋和服之良大觀本草卷十三葉弍十五上

治鼻衄出血兩頭不止謂之血汗王郎中得方以新汲水磨黃藥子一椀勿令絶稀頓服立差大觀本草卷十四黃藥根條葉二十一下

惡瘡不差或痛痒生釁爛研馬糞并齒傅上不過三兩遍良武相在蜀自脛有瘡痒不可忍得此方便差大觀本草卷十七馬

條葉三上

治豌豆瘡馬肉爛煑汁洗乾脯亦得 同上

療妬乳硬欲結膿令消取鹿角於石上磨取白汁塗乾又

塗不得手近并以人嚼却黄水一日許即散 大觀本草卷十七鹿角條葉六下

治水病初得危急烏牛尿每服一合差 大觀本草卷十七牛尿條葉九上

療無故嘔逆酸水不止或言三五口食後如此方羊屎十

顆好酒兩合煎取一合頓服即愈如未定更服看大小加

減服之六七歲即五顆 大觀本草卷十七羊屎條葉十三上

虎骨酒法治臂脛痛不計深淺皆効用虎脛骨二大兩麁

搗熬黄羚羊角一大兩屑新芎藭二大兩切細三物以無
灰酒浸之春夏七日秋冬倍日每旦空腹飲一杯冬中速
要服即以銀器物盛大炉中煖養之三兩日即可服也大觀
本草卷十七虎骨條圖經引葉二十上虎薈卷六葉七
主虵蝎蜘蛛毒卵輕敲一小孔合咬處立差大觀本草卷十九雞子條
葉五上
昔有人患脚氣用此豆作袋置足下朝夕展轉踐踏之其
疾遂愈曾得効此三字原在昔字上今以例改大觀本草卷二十五赤小豆條圖經引葉四上
治蜘蛛遍身成瘡取上好春酒飲醉使人翻不得一向卧
恐酒毒腐人須臾蟲於肉中小如米自出大觀本草卷二十五酒條葉六

治孩子赤丹不止研粟傳之大觀本草卷二十五粟米條葉七上

治孩子丹不止上畨黃米粉雞子白和傳之大觀本草卷二十五黃粱米條葉十一下

治嘔噦麵醋和作彈丸二三十箇以沸湯煑別盛漿水二斗已來彈丸湯內漉出於漿水中看外熱氣稍減乘熱吞三兩箇其噦定即不用吞餘加至七八九尚未定晚後飯前再作吞之大觀本草卷二十五小麥條葉十三下

治産後腹中鼓脹不通轉氣急坐臥不安洪奉輔入初與崔家方以麥櫱末一合和酒服食良久通轉崔郎中云神驗大觀本草卷二十五大麥條葉十四上

治妳癰疼痛寒熱傳救十餘人方蔓菁根葉淨擇去土不用洗以鹽擣傅乳上熱即換不過三五度冬無葉即用根切須避風 大觀本草卷二十七蕪菁條葉五上

治水病初得危急冬瓜不限多少任喫神効無比 大觀本草卷二十七白冬瓜條葉七上

治孩子赤丹不止以汁傅之 譚氏方同 大觀本草卷二十七葉十一下

治蜘蛛嚙徧身成瘡青葱葉一莖去小尖頭作孔子以蚯蚓一入葱葉中緊握兩頭勿令通氣但搖動即化為水點咬處即差 大觀本草卷二十八葱實條葉四上

瘰多年惡瘡百方不差或痛焮走不已者並爛擣馬齒傅

上不過三遍兩此方出於武元衡相國武在西川自苦脛
瘡焮痒不可堪忍百醫無効及到京城呼供奉石濛等數人
療治無益有廳吏上此方用之便差（大觀本草卷二十九馬莧條圖經引葉三上）
【錄】
療毒腫號叫臥不得（人不別者取獨頭蒜）復李僕射患腦癰及兩顆細擣以麻
油和厚傅腫瘡上乾即易之頃年盧坦侍郎任東畿尉肩
上瘡作連心痛悶用此便差後李僕射患腦癰久不差盧
与此方便愈絳得此方傳救數人無不神効（大觀本草卷二十九葫條
圖經引葉四下）
治心痛不可忍十年五年者隨手効以小蒜釅醋煮頓服

之取飽不用著塩絳外家人患心痛十數年諸藥不差服
此更不發大觀本草卷二十九蒜條圖經引葉六上至下
蚰蜒入耳小蒜汁理一切虫入耳皆同大觀本草卷二十九蒜條圖經引葉六下
治瘡困蒜不拘多少研極爛和黃丹許少以聚為度丸如
鷄頭大候乾每服一丸新汲水下面東服至妙大觀本草卷二十九蒜條
圖經引葉六下

杜正倫方

鬼繖夏日得雨聚生糞堆[redacted]見日消黑此物有小毒柯刊注失

大觀本草卷三十鬼蓋條
陳藏器本草拾遺引葉四下

古城住木煮湯服主難產大觀本草卷三十城東腐木條
陳藏器本草拾遺引葉十三下

李邕方

治發背秘法此方神授極奇祕以甘草三大兩生搗別篩
末大麥麵九兩於一大盤中相和攪令勻取上好酥少許
別捻入藥令勻百沸水溲如餅劑方圓大於瘡一分熱傅
腫上以油片及故紙隔令通風冷則換之已成膿自出未
成腫便內消當患腫處着藥時常須喫黃耆粥甚妙
又一法甘草一大兩微炙搗碎水一大升浸之器上橫一

小刀子置露中經宿平明以物攪令沫出吹沫服之但是瘡腫發背皆可服甚効右二方並出柯刋經史大觀本草卷六甘草條圖經引崔元亮海上方 葉二十三至二十四

龍珠主諸熱毒石氣發動調中解煩生道傍子圓赤珠似龍葵但子熟時赤耳經史大觀本草卷六陳藏器本草拾遺引葉九十一

出五臺山葉似椿子赤如女郁李微酸性熱[redacted]

[redacted]大觀本草卷十二女貞實條本草拾遺引葉三十八上

地筋餘缺 大觀本草卷三十地筋條陳藏器引葉十下

李謩

李謩始末未詳

治喉痺取皂莢礬入好米醋或常用釅醋亦通二物同研嚥之立差如苦喉中偏一傍痛即側臥就痛處含之勿嚥

柯刊經史大觀本草卷三礬條葉十三下據劉禹錫傳信方緝

劉袞

袞不知何郡人官奉禮郎劉禹錫傳信方引下一方

疑其同時人也

合甲香法（四字據例補）每甲香一斤以泔一斗半於鐺中以微煻火煮經一復時即換新泔經三換即漉出衆手刮去香上惡物訖用白蜜三合水一斗又煻火煮一復時水乾又以蜜三合水一斗再煮都三復時以香爛止炭火熱燒地洒清酒令潤鋪香於其上以新瓷盖合密泥一復時待香冷硬即臼中用木杵搗令爛以沉香三兩麝香一分和合略搗令相亂入即香成以瓷瓶貯之更能埋之經久方燒

尤佳凡有此香須用大火爐多著熱灰及剛炭至合香時

又須換火猛燒令盡即去之爐傍著火煖水即香不散甲

香須用台州小者佳大觀本草卷二十二甲香條圖經引傳信方葉三十三下

呂子華方

蘇頌圖經云中岳山人呂子華方

取麥飯石碎如碁子炭火燒赤投米醋中浸之良久又燒如此徧鹿角一具連腦骨者二三寸截之炭火燒令煙出即止火白斂末与石末等分鹿角倍之三物同擣篩令精細取三年米醋於鐺中煎如魚眼沸即下前藥調和令如寒食餳以篦傅於腫上惟留腫頭如指面勿令有藥使熱氣得洩也未有腫膿即當内消若已作頭即緩令小其病久得此膏直至肌肉爛落出筋骨者即於細布上塗之貼於瘡上乾即易之但中隔不穴者即無不差其瘡腫時切

忌禁手觸其効極神異柯刊經史大觀本草卷五薑石條圖注引葉三十下

李卿

換白髮方云刮老生薑皮一大升於鐺中以文武火煎之不得令過沸其鐺惟得多油膩者尤佳更不須洗刷便以薑皮置鐺中密固濟勿令通氣令一精細人守之地色未分便須煎之綫綫不得令火急如其人稍疲即換人看火一復時即成置於甆鉢中極研之雖曰一服復時若火候匀即至日西藥成也使時先以小物點取如麻子大先於白髮鬚下點藥訖然後拔之再以手指熟撚之令入肉第四

日當有黑者生神効柯利從史大觀本草卷八生薑條圖經引葉三至四

楊正進

正進為唐天寶中潁川郡名醫

麗春草療因時患傷熱變成瘧黃遍身壯熱小便黃赤眼如金色面又青黑心頭氣頭痛遶心如刺頭旋欲倒兼脇下有瘕氣及黃疸等經用有効驗其藥春三月採花陰乾有前病者取花一升擣為散每平朝空腹取三方寸匕和生麻油一盞頓服之日惟一服隔五日再進以差為度其根療黃疸患黃疸者擣根取汁一盞空腹頓服之服訖須臾即利三兩行其疾立已一劑不能全愈隔七日更一劑永差忌酒麪猪魚蒜粉酪等 大觀本草卷三十一麗春花條圖經引葉二上

令狐將軍方　唐

治赤白下（據傳信方補）用訶梨勒三枚上好者兩枚炮取皮一枚生取皮同末之以沸漿水一兩合服之淡水亦得若空水痢加一錢匕甘草末若微有膿血加二匕若血多加三匕皆効（據劉禹錫傳信方循柯刊大觀本草卷十四訶梨勒條圖經引葉八下）

全漢三國六朝唐宋方書

許裔宗

柳太后感風不能言脉沈而口噤裔宗曰既不能下藥宜湯氣熏之藥入腠理周時可差乃造黃耆防風湯數斛置於牀下氣如烟霧其夕便得語（柯刋經史大觀本草卷七黃耆條引圖經葉十五下）〔緝〕

鄭洵美

洵美滎陽人柳宗元謫柳州患脚氣幾殆賴洵美所傳杉木湯起之事見柳州纂救三死方

杉木湯杉木節一大升橘葉切一大升北地無葉可以皮代之大腹檳榔七枚合子碎之童子小便三大升共煮取一大升半分兩服若一服得快利即停後服大觀本草卷十四杉材條圖經引葉四十上

甘少府

1

治脚轉筋兼暴風通身水冷如癱緩者取蠟半斤以舊帛絁絹並得約闊五六寸看所患大小加減闊狹先銷蠟塗於帛上看冷熱但不過燒人便承熱纏脚仍須當脚心便著襪裹脚待冷即更易之亦治心躁驚悸如覺是風毒兼裹兩手心 大觀本草卷二十蜜條圖經引傳信方 葉二下

韋丹

治女子因熱病胎死腹中擣此草并苗令熟以少許煖水和絞取汁頓服 柯刋經史大觀本草卷六蔚茺子條圖經引葉三十九上

治肺癰心胷甲錯者淳苦酒煑薏苡仁令濃微温頓服之肺有血當吐愈 大觀本草卷六薏苡仁條圖經引葉六十三下

治女子因熱病胎死腹中擣此草并苗令熟以少許煖水絞取汁頓服良 大觀本草卷六茺蔚子條圖經引葉三十九上

主膏淋擣生汁二升酥二合相和空腹頓服當溺如白汁也大觀本草卷十一萆薢條圖經引葉四十一下

療心熱風癎取爛龍角濃研取汁食上服二大合日再大觀本草卷十六龍骨條圖經引葉二上

主一切疳取舊死殼七枚皮薄色黃者真淨洗不得小有塵滓漉乾内酥於殼中以瓷盞盛之紙糊盞面置炊飲上蒸之下饙時即坐甑中裝飯又蒸飯熟即已取出細研如水淀漸漸與喫令一日盡為佳大觀本草卷二十一蛞蝓條圖經引葉十七下

張尚客

療水病無問年月深淺雖復脉惡方主之大戟當歸橘皮各一大兩切以水二大升煮取七合頓服利水二三斗勿怪至重不過再服便差禁毒食一年水下後更服永不作

柯刋經史大觀本草卷十大戟條國紀引[redacted]李绛兵部手集方葉三十九下

夏侯鄆　唐

鄆不知何郡人曾為閬州録事參軍

主箭鏃入骨不可拔者微熬巴豆與蜣蜋並研勻塗所傷處斯須痛定必微癢且忍之待極癢不可忍便撼動箭鏃拔之立出 柯刊大觀本草卷二十二蜣蜋條圖經引葉二十五○条图经[redacted]云此方傳於夏侯鄆

々初為閬州録事參軍有人額上有箭鏃痕問之云隨馬侍中征田悅中射馬侍中與此藥立可拔鏃出後以生肌膏塞傳之遂無苦因并方獲之云諸瘡久瘻鄆得方後至洪州逆旅主人妻患瘡呻吟方極以此藥試之立愈

隨羊公服黃精法

黃精是芝草之精也一名萎蕤一名仙人餘粮一名苟格一名菟竹一名垂珠一名馬箭一名白及二月三月採根入地八九寸為上細切一石以水二石五斗煑去苦味漉出囊中壓取汁澄清再煎如膏乃止以炒黑豆黃末相和令得所捏作餅子如錢許大初服二枚日益之百日知亦焙乾篩末水服功与上等 柯刊經史大觀本草卷六黃精條圖經引葉六上

章鐐

治久患脾胃氣泄不止蕪荑五兩擣末以飯丸每日空心午後飯前各用陳米飲下三十丸增至四十丸久服去三尸益神駐顏 恆刊大觀本草卷十三蕪荑條圖經引 續傳信方葉十九上

行要備急方

唐 元希聲集

瘧

驗書瘧法

額上書兩金字重背前書兩火字竝背上書兩水字竝兩手書木字單兩足下各書土字臍下作四口字重右含水閉氣用朱書未發二刻書之有驗明程衍道經餘居刊

本書王燾外臺秘要方卷五葉三十八下

諸風

癱瘓風神驗方

側子一兩去皮五加白皮四兩磁石一斤碎綿裹口案原脫碎字據巡宋本補甘

菊花一升〇案原作一斤據醫心方改 漢防己 羚羊角屑 杏人去皮尖各三兩

乾薑一方作乾葛 芍藥 麻黃去節各四兩 薏苡人一升 防

風 芎藭 秦艽 甘草炙各一兩

右十五味切以水一斗二升煮麻黃去上沫內諸藥煎

取三升分溫三服相去十里久將息取汗記傳相勿當

風慎豉物及豬魚蒜酒外臺卷十四葉三十七 右方原出第一卷中

張文仲方九首

奉勅語張文仲等諸患風氣醫人處方多不同可共諸名

醫脩一本進來仍令殿中監王方慶專勾當臣文仲言臣

准勅諸名醫集諸方為一卷風有一百二十種氣有八十

種風則大體共同其中有人性各異或冷或熱○（案熱上原脫熱字）
擾（照一本補）亦庸醫不識藥之行使或冬藥夏用或秋藥冬用多
殺人唯腳氣頭風大風上氣此四色常須服藥不絕自餘
諸患看發即依方喫藥夫患者但春夏三四月秋七八九
月取利一行甚妙臣亦進此方不問四時皆得服輕者服
小方重者服大方藥味雖同行使殊別謹上如後

桑枝煎療偏風及一切風方

桑枝（剉一大升不用全新嫩枝）

右一味以水一大斗煎取二大升夏月井中沉恐酢壞
每日服一盞空腹服盡又煎服若豫防風能服一大升

治身不患偏風無忌

療風飲子方

羌活三兩 桂心二兩 人參一兩 蜀升麻 茯神 防風去

薑合皮切 生犀角屑各二兩

右八味切以水一大升煮取二大合分溫三服如熱下

竹瀝一盞一無禁忌唯忌生葱酢

文仲云○案文原作方據幽章本改 四時俱服神方十九味丸

防風 羌活 五加皮 芍藥 人參 丹參 薏

苡人 玄參 麥門冬去心 乾地黃 大黃 青木香

各六分 松子人 磁石各八分 檳榔子十分 枳實炙八分 牛膝

八分　茯神八分　桂心八分

右十九味擣篩蜜和為丸如梧子以酒服十五丸日再服稍稍加至三十丸為度忌猪肉魚蒜生葱酢蕪荑

療一切風及偏風發四肢口目喎戾言語謇澀其湯不虛人勝於續命湯故錄傳之特宜老人用之方

生地黃汁　竹瀝　荊瀝以上三味汁各取一升五合　羌活　防風各二兩　蜀附子大者一枚生用去皮八九破重一兩者有神

右六味切內前三瀝汁中寬火煎取一升五合去滓溫分二服服別相去八九里風甚頻服五六劑驗不可論特宜老小等無問冬夏並同服之無忌隨三日服一劑

至益佳。案原脫至字，據幽尊本補 忌豬肉、蕪荑。

煮散方

茯神六兩 防風 牛膝 枳實炙 防已 秦艽 玄參

芍藥 黃耆 白鮮皮 澤瀉 獨活各四兩 桂心三兩

五味子一升碎 人參四兩 薏苡人一升碎 麥門冬一兩去心 羚羊

角二枚屑 石膏一斤碎綿裹 甘草三兩炙 磁石二十四兩綿裹

右二十一味，切，以麻豆分作二十四貼，每日取一貼，著

杏人十四枚，去尖皮兩人者，碎，以水三升，煮取一升，去

滓，空腹頓服，每春中夏初服，禁生冷，忌醋、生葱、海藻、生

菜。

療一切風乃至十年二十年不差者方

牛蒡根細切一升　生地黃細切　牛膝細切　枸杞子微碎各三升

右四味取無灰酒三升漬藥以疎絹袋盛之春夏一七日秋冬二七日每服皆須空腹仍須稍稍令有酒色

寒水石煮散方

寒水石　石膏　滑石　白石脂　龍骨各八兩　桂心一兩

甘草炙　牡蠣熬各三兩　赤石脂　乾薑　大黃各四兩　犀角屑

右十二味擣以馬尾羅篩之將皮囊盛之急繫頭掛著高涼處欲服以水一升煮五六沸內方寸匕藥煮七

八沸下火澄清瀉出頓服〻之每日服亦得百無所忌

小兒服之即以意斟酌多少忌生葱海藻菘菜

五粒松酒方冬十月以去服

五粒松葉七斤並大升〇葉升取作片擣小島氏校改麻黃七兩去節防風

黃耆　獨活　秦艽各二兩　牛膝四兩　生地黃一斤　芎藭

二兩

右九味切以無灰清酒四大斗漬春七日冬二十日夏

五日〻別二三度服〻別大合四合以來忌如藥法

釀酒法

糯米一升　麴一升半　防風半斤切　蒼耳子三升

右四味以水八升煎取六升米麴一時拌於瓷器中盛後著一周時即熟若須重釀任情覺冷加五味子一升

外臺卷十四葉四十九至五十二

右論一首方九首原並出上卷中

風癬

療卒風癬秘驗方

石灰隨多少和醋漿水塗癬上隨手即滅外臺卷十五葉四十三上右方原出第一卷中

經効方

瘰癧

犀角丸療瘰癧方

犀角四分 升麻三分 大黄六分 牛蒡子八分 烏蛇十分炙去頭尾 玄参八分

右六味末之蜜和丸如梧子大每日至午後煎牛蒡湯下三十五丸

又方

龍骨八分 牡蠣八分熬

右二味末之酒下三錢匕日三度良

大黃膏方

大黃六分 附子炮，四分 細辛三分 連翹四分 巴豆一分

右五味，以苦酒浸一宿，以臘月豬膏煎三上三下，去滓，以濾綿之，用傅之，日三五度，塗之良。明程衍道經餘居刊唐王燾《外臺秘要方》卷二十三葉二十九上下

鼠瘻

療鼠瘻久不差方

取狼鼠不限多少，常作羹粥任喫之，必驗。《外臺》卷二十三葉三十下

右方原出《救急》，云《經効》同。

大風

青城山丈人觀主康道豐傳治百病煅製雲母粉法
雲母一斤拆開揉碎入一大瓶内築上澆水銀一兩
封固以十斤頂火煅通赤取出却拌香葱紫引翹草
二件合擣如泥後以夹絹袋盛於大水盆内揺取粉
餘滓未盡再添藥重擣如前法取粉沉乾以木盤一
面於灰上印一淺坑鋪紙傾粉在内直候乾移入火
燒之取出細研以麵糊丸如梧桐子大遇有病者服
之無不効知成都府辛諫議曾患大風衆醫不効遇
此道士進得此方服之有神驗 政和本草卷三葉七上

金瘡

治金瘡生肌破血補損

用紫葛二兩細剉以順流水三大盞煎取一盞半去滓食前分溫三服酒煎亦妙 政和本草卷十一葉四十三

婦人

治婦人心痛血氣刺不可忍失笑散

五靈脂淨好者蒲黃等分為末每服二錢用好醋一杓熬成膏再入水一盞同煎至七分熱服立效 政和本草卷

易產方 名撻 ○集方

槐子槐枝切一升最好 瞿麥六分 牛膝八分 通草十二分 白榆切一大升

久麻子人壹大升研 戒湯下

右以水五升煎取二升大去滓内麻人分温二三服日本

學訓堂活字編印朝鮮醫方類聚卷二百二十九婦人門二十四葉八十唐昝殷產寶引

理胞衣不出令爛方

竈突土三指撮和煖水服之

又方

牛膝 瞿麥各肆兩 滑石捌分研 當歸貳兩 通草陸兩 葵子壹升

右水伍升煎取貳升分三服温服影宋刊本唐昝殷產寶卷上葉二十一案

宋本原書此方在上方上方作又方今改換之

治產後血氣衝心煩渴

紫葛三兩以水二升煎取一升去滓呷之 以和本草卷十一葉

四十三

療產後血淋熱淋方

貝齒貳枚燒為末 葵子貳兩 石膏五兩 滑石叁兩末

右以水二升煎取壹升下兩般末空服二服 醫方類聚卷二百三十一婦人门二十三

葉四十產寶引

療產後風虛頭痛語言時僻方

乾葛 防風 茯苓 麥门冬八分 芍藥 黄芩六分

分 犀角四分 甘草叁兩炙

右以水二大升煎取七合分為二服 醫方類聚卷二百三十一 婦人门二

十六葉六十
産寶引

療産後氣壅冷搏於血、氣結帶上衝心滿脹當歸湯方

當歸 桂心 芎藭 吴茱萸 檳榔仁 橘皮

生薑各二兩 芍藥三兩

右以水三升煮取壹升空腹分兩服 醫方類聚卷二百三十一婦人门二

十六葉
産寶引

治産後汗不止方

黄耆拾二分 白朮 牡蠣 茯苓 防風 乾地黄

麥门冬各八分 大棗七枚

右以水二升煮取七合空腹分為二服 醫方類聚卷二百三十一婦人

门二十六葉

産宝引

理産後血氣心煩渴口燥（此八字據宋本産宝補）

紫葛叁大两

右以水二升煎取壹升去滓呷之妙（醫方類聚卷二百三十葉 婦人门二十六）

産宝引

理血氣煩悶脇肋脹痛方

芍藥八分 蒲黄四分 當歸六分 延胡索四分 荷葉蒂叁枚炙

右以水二升煎取七合下二味末爲二服空腹服

又方

生藕

右取汁並雨沸飲兩服効 右方攟宋本產宝補 醫方類聚卷二百三十一婦人门二十六葉 產宝引

療產後赤白痢臍下氣痛方

厚朴捌分 當歸六分 肉荳蔻人五分 枳殼六分 甘草五分 訶子六分

薤切三大合

右以水壹升煎取九合空腹分為二服 醫方類聚卷二百三十一婦人门二十六葉 產宝引

療大便不通熱氣結於腸胃方

大黃貳兩 芒硝壹兩湯下成

右以水一大升煎取六合下硝空腹分為二服 醫方類聚卷二

百三十一葉二十六
産宝引

療產後虛煩頭痛短氣欲死心中亂不解方

淡竹葉茹捌分 麥門冬叁分 甘草六分 小麥二合 乾葛捌分 石膏十貳分

右以水二升煎取八合食後分為二服醫方類聚卷二百三十一婦人門二十六葉
產宝引

療咳嗽多痰唾粘氣方

前胡 五味子 紫菀 貝母各六分 桑白皮 茯苓各八分 淡竹葉貳十片

右以水二升煎取八合食後為二服醫方類聚卷二百三十一婦人門二十六葉
產宝引

產後忽悶胃汗出不識人方

雞子三箇

右碎而吞之便醒不醒者可灌男子小便入腹即醒若久不醒忽時時發者此為有風因產血氣暴虛風行脈中若產後去血多者尤甚

又方

馬齒莧

右擣取汁三合煎壹沸投蜜壹匙攪勻頓服若無時乾者亦得葉 醫方類聚卷二百三十一 婦人門二十六 產寶引

療產後血氣暴虛汗出方

右微火暖服之須臾瘥（醫方類聚卷二百三十一婦人門二十六葉　產寶引又以和本草卷十三葉十四）

療產後久痢津液虛竭不止方

龍骨拾貳分（崙六得） 厚朴炙 茯苓 黃耆 麥門冬 人參各捌分 生薑六分 大棗貳七枚

右以水二大升，並取七合，空腹分二服（醫方類聚卷二百三十一婦人門二十六葉　產寶引）

療產後血氣脇肋妨脹痛方

當歸十貳分 芍藥 桔梗 檳榔 枳殼炙各八分 青木香 柴胡各六分

右以水二升煎取八合空腹作二服醫方類聚巻二百三十一婦人門二十六葉産宝引

傳効方

水腫

鯉魚湯療水腫腹大面目身體手足盡腫喘欬短氣又脅滿不得臥方

鯉魚一枚重三斤 桂心三兩 紫菀一兩 木防已二兩 黃芩一兩 滑石二兩 乾薑二兩 人參二兩

右八味切以水一斗五升煮魚如食法取汁一斗二升出魚內藥煮取三升去滓先食溫服一升日二○案二原作三據蝦專本改 忌生葱明程衍道經餘居刊唐王燾外臺秘要方卷二十葉四十三右方古今錄驗引

眼

療眼赤無新久皆差神驗方

石鹽棗核大人乳一棗許置故銅椀中以古錢十文研之使青稠着椀底取熟艾急摶一雞子許掘地作小坑子坐著於坑中燒使煙出以銅椀覆上以土擁四邊勿令煙出量艾然盡即止○案然原作燃據宋本改刮取著椀青藥如以半豆許於蛤蜅中○案蜅原作蜯據宋本此處本改和棗核大人乳汁研細以綿纏杖頭注入兩眥夜即仰卧著之至五六度必差無石鹽以白鹽無古錢以青錢替之亦得外臺卷二十一葉八至九右方張文仲方引

婦人

姙娠十箇月内不安至臨分解並宜服此保命丸方

石斛 貝母(煨去心) 石膏(研如粉) 黄芩 桂(心)一 秦艽(去目)

熬用 蜀椒(准前法用) 甘草(炙) 糯米(熬) 烏豆卷(上九味貳兩) 大麻人

乾薑(炮) 蒲黄 當歸(各四兩)

右件藥一十四味並須州土如法修合搗篩爲末煉蜜

爲丸如彈子大如有姙娠諸疾喫食減少及氣喘氣痛

面目痿黄身體羸瘦四肢無力手脚無浮腫胎藏不安

並以棗湯研一丸服氣痛酒研一丸空肚服忌腥臟葷

子糁食雜肉等

理産後壹切疾黑散子

鯉魚皮叁兩燒灰 當歸 沒藥各壹兩 銼墨 丈夫髮灰各半兩

芍藥貳兩 桂心 好墨 麥栢 青木香 麝香各壹兩

蒲黃貳兩

右以一十二味並依分兩擣爲末以乾坩器盛密封勿失氣每產後以好酒調壹錢匕頓嚥爲血暈衝心下血不盡臍下攪刺疼痛不可忍血塊血僻疾甚日加兩服無効不勒時候便服切忌冷物菓子粘食醫方類聚卷二百三十七

婦人門二十七葉。案此方原在九至十產寶續編引前今依例互易

甲乙方

天行

療天行熱病差後痢膿血不止方

龍骨一兩

右一味擣研為末米飲下一錢不計時節日三服佳 明程衍道任餘居刊唐王燾外臺秘要方卷三葉三十七上

療天行病有䘌蟲蝕下部生瘡青葙子散方

青葙子一兩 雚蘆二兩 狼牙一兩 橘皮一兩 苦參三兩

右五味擣篩為散米飲和服方寸匕日三服未差更服以差為度

療天行痢膿血下部生䘌蟲黃連丸方

黃連三兩末生用 蠟一兩。案蠟宋本作臘下同 烏梅肉三兩熬末

右三味鎔蠟和蜜為丸如梧子大空心米飲下三十丸再服加至四十丸忌豬肉冷水 外臺卷三葉三十九

傷寒

治傷寒後下利膿血方

阿膠一兩 黃芩二兩 黃連四兩 梔子人十四枚

右四味㕮咀以水六升煮取二升去滓內阿膠更煎令消分為三服 日本江戶醫學館影北宋本千金要方卷十葉六上 案右方原出千金宋臣校注云甲乙方无黃蘗有黃芩

蘇澄

白虎

療白虎病云婦人丈夫皆有此病婦人因產犯之丈夫眠臥犯之爲犯白虎爾其病口噤手拳氣不出方

灸臍中七壯○案此下原有一云灸膻中七壯七字小注據延寧本刪 明程衍道經餘居刊唐王燾外臺秘要方卷十三葉四十六引蘇孝澄

尿血

療尿血方

車前草擣絞取汁五合空腹服之差

又方

又方
水服亂髮灰方寸匕日三服
又方
服益母草汁一升差立止一云蓷草○案原脫蓷立止二字據熙寧本補又案千金方卷二十一第十六治膏淋方擣蓷草二升云、又濃煮汁飲治淋瀝宋臣校注云蓷澄用療尿血
又方
車前三升水五升煑取二升分三服
又方○案原脫又方二字據宋本補
棘刺二升水三升煑取二升分三服差
又方
膠三兩炙以水二升煑取一升四合分再服

又方

酒服蒲黄二方寸匕，日二服，水服亦得。

又方

擣水筋汁，服六七合，日一服。案小島氏校云：案水筋乃水蘄，蘄音芹，一名水勤，見釋藥性。斤兩之斤或作觔，此用筋字，昔人通借耳。外臺卷二十七第三十七至三十八引蘇澄

面皯

去面皯及粉皻方

取三年大酢二升，漬雞子五枚，七日，雞子當輭如泥，去酢，以著瓷器中，以胡粉兩雞子許和研，以膏蓋口，蓋之於五斗米下，熟藥成，封之勿泄氣，夜欲臥時研

塗面皰粉刺上旦以漿水洗面日別如此百日差勿
見風劫外臺卷三十二葉二十六上引蘇澄

澡豆

藥澡豆方

白芷　芎藭　栝樓子各五兩　青木香　雞舌香各三兩

皂莢十兩去皮子炙　藥豆　赤小豆各二升

右八味擣末和散任用洗手面去皯皰妙外臺卷三十二葉五十一

引蘇澄

萬全方卷一

胃反

療脾飲食吐逆穀不化此為胃反半夏飲子方

半夏八分湯洗滑盡○案半上原有製字據此亭本刪又原脫湯至盡四字據宋本此亭本補

厚朴炙　人參　白朮　生薑切麦分各六　粳米合兩　橘皮四分

右八味○案此亭本作六味細切以水二大升煎取一升去滓分溫四服空肚服二服忌羊肉餳明程衍道經餘居刊唐王燾外臺秘要方卷八葉三十二上

蔡尼

甲煎

甲煎方

沉香六兩 丁香 棧香四兩 楓香 青木香各二兩 麝香一具

大棗十枚 肉甲香三兩

右八味剉以蜜一合和拌著坩內綿裹竹篾絡之油六升零陵香四兩甘松香二兩綿裹著油中煎之緩火可四五沸即止去香草著坩中埋出口將小香坩合大坩濕紙纏口泥封可七八分須多著火從旦至午即須緩火至四更即去火至明待冷發看成甲煎矣

明程衍道經餘居刊廣王

燾外臺秘要方卷
三十二葉五十七

手抄方

心痛

療心痛如蟲嚙痛宛轉欲死不救方○案宋本並寧本无死字

濃擣地黃汁和麪作冷淘不用鹽服一頓蟲即出不出再服必出便差正元十年通事舍人崔抗女患心痛垂氣欲絶忽記此方服便吐出一物可方一寸以來狀如蝦蟇無目足微似有口蓋被此物所蝕抗云往年見親表患心痛因偶食地黃餺飥遂吐一蟲猶動其時亦不謂地黃冷淘能害此蟲因盛於小竹筒正食緣其上便○案原脱正至便六字據宋本並寧本補以數莖地黃冷淘

投於竹筒中須臾視之已化為水然覺此冷淘殺蟲心痛無不永絶抗自得此方○案抗宋本與寧本並作絳救三四人皆如神効明程衍道經餘居刊唐王燾外臺祕要方卷七葉二十下至二十一上　案小島氏校云案正元乃貞元宋人避改本草圖經云崔元亮海上方治一切心痛生地黄一味搜麵作餺飥或冷淘云云劉禹錫傳信方亦紀其事貞元十年通事舍人崔抗女患心痛云云因考此方蓋後人據崔氏海上方追載者目録六前條後人改作

心痛冷熱方

療心痛冷熱方

取伏龍肝末煮取水服方寸匕日三若冷以酒和服更效出典

唐甘草方出甘草 心有有春
出椒急目力白傳驗同

通真論

婦人

療婦人子門冷坐藥法

蛇床子四分 茱萸六分 麝香二銖

右三味擣散蜜丸綿裹大酸棗內之下惡物為度 明程衍道

經餘居刊唐王燾外臺秘要

卷三十四葉六十三下

戚光南唐書音義云南唐諸晉有烈祖開基志十卷唐滁州刺史王顏撰起天祐乙丑止昇元業卿 清澄述 秦南唐書注

續傳信方

治脾泄氣痢等以豆蔻二顆米醋調麪裹之置灰火中煨令黃焦和麪碾末更以炒子欓子末一兩相和又焦炒陳廩米為末每用二錢匕煎作飲調前二物三錢匕旦暮各一便差大觀本草卷九肉豆蔻條圖經引葉三十六下

唐鄭相國自叙云予為南海節度年七十有五越地卑濕傷於內外衆疾俱作陽氣衰絶服乳石補益之藥百端不

應元和七年有訶陵國舶主李摩訶知予病狀遂傳此方并藥予初疑而未服摩訶稽首固請遂服之經七八日而覺應驗自尔常服其功神驗十年二月罷郡歸京錄方傳之破故紙十兩淨擇去皮洗過擣篩令細用胡桃穰二十兩湯浸去皮細研如泥即入前末更以好蜜和攪令勻如飴糖盛於瓷器中旦日以煖酒二合調藥一匙服之便以飯壓如不飲人以煖熟水調亦可服彌久則延年益氣悅心明目補添筋骨但禁食蕓薹羊血餘無忌 大觀本草卷九補骨脂條圖經引葉三十七下

張仲景青木香丸主陽衰諸不足用崑崙青木香六路訶

子皮各二十兩歸末沙糖和之駙馬都尉鄭某（忘其名）去沙糖加羚羊角十二兩白蜜丸如梧子空腹酒下三十丸日再其效甚速（大觀本草卷六青木香條圖經引葉五十九上下）

治陰毒傷寒煩躁迷悶不知悟人急者用大附子一箇可半兩者立劈作四片生薑一大塊立劈作三片如中指長糯米一撮三味以水一升煎取六合去滓如人體溫頓服厚衣覆之或汗出或不出候心神定即別服水解散大白通關散之類不得與冷水如渴更將滓煎與喫令人多用有効故詳著之（大觀本草卷十側子條圖經引葉十下）

治風痛用天南星躑躅花並生時同擣羅作餅子甑上蒸

作餅子四五過以綿蓋盛之候要即取焙擣爲末蒸餅丸如梧桐子温酒下二丸腰脚背痛空心服仍前痛食後服大良（大觀本草卷十一天南星條圖經引葉十二上）

仙茅主五勞七傷明目益筋力宣而復補本西域道人所傳開元元年婆羅門僧進此藥明皇服之有効當時禁方不傳天寶之亂方書流散上都不空三藏始得此方傳与李勉司徒路嗣恭尚書齊抗給事張建封僕射服之皆得力路公久服金石無効及得此藥其益百倍齊給事守縉雲日少氣力風疹繼作服之遂愈八九月時採得竹刀子刮去黑皮切如豆粒米泔浸兩宿陰乾擣篩熟蜜丸如梧

梧子每旦空肚酒飲使下二十丸禁食牛肉乳及黑牛肉大減藥力也大觀本草卷十一仙茅條圖經引葉二十八上至下

造桂漿法夏月飲之解煩渴益氣消痰桂末二大兩白蜜一升以水二斗先煎取一斗待冷入新瓷瓶中後下二物攪二百三轉令勻先以油單一重覆上加紙七重以繩封之每日去紙一重七日開之藥成氣香味美格韻絕高今人亦多作故并著其法大觀本草卷十二桂條圖經引葉四上

治久患脾胃氣泄不止蕪荑五兩擣末以飯丸每日空心午後飯前各用陳米飲下三十丸增至四十丸久服去三尸益神駐顏得之章鐐曾得力大觀本草卷十三蕪荑條圖經引葉十九上

頃年予在姑熟之日得腰膝痛不可忍醫以腎臟風毒攻
刺諸藥莫療因覽傳信方備有此驗立修製一劑便減五
分步履便輕故錄之用海桐皮二兩牛膝芎藭羌活地骨
皮五加皮各一兩甘草半兩薏苡人二兩生地黃十兩八
物淨洗焙乾細剉生地黃以蘆刀子切用綿一兩都包裹
入無灰酒二斗浸冬二七日夏一七日候熟空心食後日
午晚臥時時一盃長令醺醺合時不用添減禁毒食 大觀本草卷十三海桐皮條圖經引葉四十三上 三因方卷七十三不內外因腰痛論葉十四下

張仲景調氣方治赤白痢無問遠近小腹疞痛不可忍出
入無常下重疼悶每發面青手足俱變者黃連一兩吹去毛

療馬扑損痛不可忍者仙鼠屎三兩枚細研以熱酒一升投之取其清酒服之立可止痛更三兩服便差大觀本草卷十九伏翼條圖經引葉十一上

好膝手許大碎蠟以彈子大三味以水一大升先煎膝令散次下蠟又煎令散即下黃連末攪相和分為三服惟須熱喫冷即難喫神妙大觀本草卷十六阿膠條圖經引葉十一下

主腹冷夜起以白芥子一升炒熟勿令焦細研以湯浸蒸餅丸如赤小豆薑湯吞十丸甚效大觀本草卷二十七芥條圖經引葉十五上

臘月收雄狐膽若有人卒暴亡未移時者溫水微灌研入喉即活常須預備救人移時即無及矣雄狐屎燒之大觀本草卷十八狐陰莖條圖經引葉七下明胡文煥格致叢書本宋周守忠養生月覽卷下十二月條

療馬撲損痛不可擯忍者仙鼠屎三兩細研以熱酒一升投之取其清酒服之立可止痛更可三兩服便差大觀本草卷十

美王劉六朋書宋舊方　西本室

九伏翼條圖經
引葉十一上
治喉痹取蠐螬虫汁點喉中下即喉開也大觀本草卷二十一蠐螬條圖
經引葉十一上

劉五娘方

用奴會子爲煎治孩子瘦損也 柯刋經史大觀本草卷十二奴會子條海藥引 葉五十二上

桑居方

丹陽慈濟大師受神仙桑居方

黑錫丹治脾元久冷上實下虛胸中痰飲或上攻頭目微痛目瞪昏眩及奔豚氣上衝胸腹連兩脇膨脹刺痛不可忍氣欲絕者及陰陽氣上下不升降飲食不進面黃羸瘦肢體浮腫五種水氣脚氣上攻及牙齦腫痛滿口生瘡齒欲落者兼治脾寒心痛冷汗不止或卒暴中風痰潮上膈言語艱澀神昏氣乱喉中風響狀似癱瘓曾用風藥吊吐

不出者宜用此藥百粒並薑湯灌之壓下風涎即時甦省風涎自利或觸冒寒邪霍乱吐瀉手足逆冷唇口青黑及男子陽事痿怯腳膝酸軟行步乏力臍腹虛鳴大便久滑及婦人血海久冷白帶自下歲久無子血氣攻注頭面四肢並宜服之兼療腸胃煩進痰飲虛喘百藥不愈者常服剋化飲食養精神生陽返陰消磨冷滯除濕破癖不動真氣使五藏安寧六府調暢百病不侵

歌曰

陰損陽衰寒可傷縱調榮衛亦難將氣羸血運痰生者誠聽桑君爲發揚

夫妻合會功成四鈴子沉香一两縣木附胡芦陽起破桂

茴肉豆蔻下有脱字無差梧桐酒糊精修煉反老還童事可喜

黑錫先鎔了洋淨秤硫黄透明者結砂子各二两 金鈴子蒸熟去皮核 沉香

鑄木香 附子炮去皮臍 胡蘆巴酒浸炒 陽起石研成細新水飛 破

故紙酒浸炒 肉桂只揀用半两 舶上茴香炒 肉豆蔻麵裹煨以上各一两

右用黑盞或新鐵銚內如常法結黑錫硫黄砂子地上

出火毒研令極細餘藥並杵羅爲細末都一處和勻入

研自朝至暮以黑光色爲度酒糊圓如梧桐子大陰乾

入布袋內擦令光瑩每服三四十粒空心薑鹽湯或棗

湯下婦人艾醋湯下 衛生家寶卷五諸虛門

三品鍛煉方　　　　　　唐　沖虛先生

玉華白丹清上實下助養根元扶衰救危補益藏府治五勞七傷夜多盜汗肺痿虛損久嗽上喘霍乱轉筋六脉沈伏唇口青黑腹腿刺痛大腸不固小便滑數夢中遺泄肌肉瘦悴目暗耳鳴胃虛食減久瘧久痢積寒痼冷諸藥不愈者服之如神

白石脂半兩淨瓦閣起火煅紅研細水飛　鍾乳粉一兩火煉成　陽起石半兩用甘鍋於大火中煅令通紅取出酒淬放在陰地上令乾不可曬　右顧牡礪七錢先用韭葉搗塩泥固濟火煅放冷取白者淨秤半兩

右四味各研令極細次將方拌和作一處令勻研一二日以糯米粉煮糊為圓如雞頭大入地坑出火毒一宿每一粒空心濃煎人參湯放冷送下鹽水亦得常服溫平不僭燥肌悅色祛除宿患婦人久無娠者以當飯熟熟地黃浸酒下便有符合造化之妙或久冷崩帶虛損臍腹撮痛艾醋湯下服畢以少白粥壓之忌豬羊血菉豆粉恐解藥力尤治久患腸風藏毒衛生家寶卷四滑虛門○案原書云曾經進宣取間係上昇昌丹

葛真人

葛真人不知何名衛生家寶稱青城山葛真人

秋乳丹治男子脾腎久弱下部一切痼冷之疾遺泄不禁小便滑數囊外濕癢及脾元不固飲食無味久而脾泄變為寒熱似瘧而多寒滑瀉白濃及婦人子宮久冷胎胞不固赤白帶下並宜服之

秋石四兩　鍾乳粉二兩真者　雲母粉二兩　牡蠣左顧者以黃泥固一指厚於文武火煨乾候以炭火煅通紅不以多少去外黑者用利研細四兩　寒水石半斤生研為粉內信砒一兩以一沙合約盛得恰好上下以粉壓填信砒一兩外用紙筋黃泥固一重

約半指厚攤乾以十斤火一煅去盡砒熛取出放冷

用白礬三兩内一兩飛乾

右六味同研極細用圓正半夏十兩為末水熟煮成稀

糊為丸每服一二粒空心塩湯下婦人醋湯下圓如○

此火候極乾服

一法旋於水滴為丸只要研極細陰乾後以甘鍋盛了丸

停子蓋頭大火一煅功力尤大半夏稀糊丸者平穩功

雖少久服見効

秋石陰取煅法五六月間小便不以多少澄去清取下面

五濃者為水中金也用新瓦器内新汲水淘澄極淨濾

之煩多又以新瓦大盆中日中曬極乾再淘三兩次又
令乾方用砂甘鍋大者盛填極實以塩蓋一重用瓦袋
鹽火煉之成汁雪白方用忌婦人小便不可用也

雲母粉法

雲母石五色具者不以多少淘洗極淨以夾絹袋用宮
桂末旦一斤石三兩為準連須葱二十根切細用入
袋中以銀砂石器中水滿盛罷中煑又添熱湯烹煑覺
石軟於盆桶內以冷水浸而和袋揉洗下者為粉也如
取未盡再煑之再洗妙（衛生家寶卷四 諸虚门）

變容通神散

蒼朮一斤 茯苓 沢瀉 猪苓 三味各四兩 桂
心半斤
右合擣爲末每服一盞用温酒或米飲調下日三食後
服之三十日髮白変黑容貌改紅筋骨強盛久久服之
可通於神明也 衛生家寶卷五 12
齒烏髭鬢髮方

楊

增損腎氣圓填補止渴

乾地黃八兩 薯蕷 澤瀉已上各四兩 茯苓 牡丹皮

附子炮去皮臍 桂心去皮已上各三兩 山茱萸五兩

右為細末煉蜜和為圓如梅桐子大每服十圓溫酒送下

空心食前 衛生家寶方卷四同 浩案門□集家寶云泗州楊言老傳言老當為吉老之誤

胡權

化毒排膿内補散治一切癰疽瘡癤未成速散已成者速
潰敗膿自出無用手擠惡肉自去不犯刀杖服藥後疼痛
頓減此其嘗試之効也權初得方於都下異人時有苦背
瘍者七十餘頭諸藥遍試不効因出是方示之衆醫環立
相目而笑曰是豈癰疽所用藥耶固謂之曰古人處方自
有意義觀其所用藥性平和縱未能已疾必不至壞病服

之何害遍治藥與服以熱酒半斤許下藥五六錢少頃痛減七分數服之後瘡大潰膿血流迸若有物自內托之服之經月瘡口遂合若未嘗有所苦者又有苦腹疾者其痛異常醫者莫曉時意此藥頗能止痛試以飼之當日下膿二三椀許痛亦隨止乃腸癰也又一老人忽胸間發腫根腳甚大毒氣上攻如一瓠然斜插項右不能轉動服藥明日每腫既散餘一小瘤如栗許又明日怗然如故又一人發腦疽疑此方不服既殞於庸醫之手明年其子復若此與父之狀不異因懲父之失縱酒飲藥遂至大醉竟日就臥地上酒醒病已去矣又一婦人發乳炊腫疾痛不可堪

恖自謂無復生理又一婦人股間發腫大如杯椀服此皆驗然乃失於講者不可悉數姑敘大略以示未知此方者大抵癰疽之作皆血氣凝滞風毒壅結所致治之不早則外壞肌肉内攻藏府去生遠矣詳味此方其所用者皆發散風毒流行血氣排毒止痛生肌長肉等藥五毒不試而坐收瘍醫十全之功其亦可尚已

人參 以新羅者爲上擇圓結重實滋潤者洗淨去蘆薄切焙乾

當歸 川中來者擇大莖如馬尾狀滋潤甜辣者芬香者溫水洗淨薄切焙乾

黄耆 以綿上來者爲勝狀如箭簳長二三尺頭不叉者洗淨寸截槌破絲擘以鹽湯潤透用盞盛盖湯瓶上一炊久焙燥隨衆藥入碾即成細末

芎藭以川中來者爲上今多用撫芎大塊者洗切焙

防風揀新香者淨洗切焙

厚朴宜用梓州來者肉厚而色紫褐油出去麤皮切姜汁淹一宿爐熟焙燥切勻用杜朴

桔梗以有心味苦者爲真無心味甘者薺苨也切勿誤用洗淨去頭尾薄切焙

桂宜用老薄者古法帶皮桂每兩止取二錢半合用一兩者當買四兩候眾藥罷別碾方入

甘草生用　　白芷

今按本草於逐味下聊疏藥性溫涼與所治療雖處方妙指不可遽曉庶倉猝之際可以見其用藥大意而服之不疑

人参 微温無毒主補五藏除邪氣通血
脉破堅積療心腹皷痛胸脇逆満

當歸 大温無毒主温中止痛除客血内塞客氣
虚冷補五藏生肌肉治一切風一切劳破
悪血養新血 外臺金匱等方皆謂大補不
足決取立効之藥凡氣血昏乱者服之即
定謂能使氣血歸所當
歸制名之義宜出於此

黄耆 微温無毒主癰疽久敗瘡排膿止痛逐五
藏間悪血補丈夫虚損五劳羸痩煩悶熱
毒治
血

芎藭 温無毒主中風入脳頭痛寒痺筋攣拘急
除脳中冷痛面上游風治一切風一切氣
一切血一切劳損諸寒心腹堅痛中悪卒
急腫痛腰脚軟弱半身不遂壮筋骨調衆
脉破癥結治癰疽發背
排膿消瘀血養血長肉

防風 温無毒治心腹痛四肢拘急經脉羸痩主骨
節風男子一切劳劣補中益神通利五藏関

脉五劳七傷羸損盗汗
心煩體重安神定志均氣脉

丨

厚朴 大温無毒主中風寒熱血痺死肌温中下氣去留熱止煩滿厚腸胃去結水破宿血消化水穀止五藏一切氣痛

桔梗 微温有小毒主胸脇痛如刀刺腹滿腸鳴利五藏補血氣除寒熱破血清積止心腹脹痛補五勞養氣除邪又養血排膿補內漏療胸中寒肺脉數咽喉不渴時時出濁唾腥臭唾膿如粳米粥是肺癰治之用桔梗甘草各二兩水三升煮取一升分再服朝暮吐膿血即差今亦在有之

桂 大熱有小毒一曰温無毒為諸菓先聘主温中利肝肺氣去心腹寒熱補五勞七傷通九竅利關節破痃癖瘕癥消瘀血續筋骨生肌肉菌厚者宜入治藏及下部藥輕薄者宜入治頭目發散

甘草平無毒主藏府寒熱邪氣堅筋骨
長肌肉解毒溫中下氣倍力生用
白芷溫無毒破宿血長新血治乳癰
瘰癧腸風痔瘻排膿止痛生肌
右十味選藥貴精皆取淨曬焙乾極燥方秤人參當
歸黃芪各貳兩餘各壹兩除桂外一處爲細末入桂
桂令勻每服自三錢加至五兩錢熱酒調下日夜各
數服以多爲妙服至瘡口合更服爲佳所以補損杜
後患也不飲酒人濃煎木香湯下然不若酒力之勝
也或飲酒不多能勉強間用酒調并以木香湯解酒
功効當不減於酒也括蒼胡權識
疽發背三尺童子亦知爲膏肓之病庸醫既拱手無措

或者又為高論以自神其術世傳劉涓子方以為得之神仙家而湯劑不一用者惑焉之歙丞胡君所藏方簡要而有大功郡酒官蕭世京病此數月劇大已如拔用其方而愈覽者勿以為奇藥而忽之也紹興三十年十一月十日鄱洪适書于新安郡齋（衛生家寶卷四癰疽發背疾方）

何仙姑

慶世丹如有人抱一切危疾及癱瘓痛楚久在床枕旦暮齋心服之靈神必護一名四神丹能還精之魂安五藏和六府添智慧烏髮黑髭去八邪一名還精丹能補五藏不安四肢少力口乾氣虛神乱骨節疼痛毛髮焦枯一名護命丹此藥稟天地之氣感得洞府仙巖聞有神仙降靈居處立便去邪一名延靈丹如有惡疾居體不安行役艱難

飲食不進或寢寐不安或痛連筋骨或十生九死服之是

疾皆除駐顏色長肌膚耳目聰明四體強健延年益智

枸杞子 仙經云此藥是星生之精
益血海足筋骨補氣安神

菊花 仙經云是木之精服之耳目聰明去
頭濕手軟利九竅通三焦去芎用

遠志 療胃腸療悶去驚邪潤肌膚壯
筋骨須用纏物搥破取去心

車前子 仙經云是鎮星之精益胃
安魂魄注顏去夜驚忌想

巴戟 仙經云是黃龍之精去
心疾補血海輕身延年

生地黃 用乾者去芦頭仙經云是太陰之精
開心神去邪養脾胃五千勞衛神

覆盆子 仙經云是神門之精助陽
輕身安五藏三萬六千神

白朮 仙經云是太陽之精補正氣
止嘔逆消食化痰溫榮衛

茯苓用有肉者其藥一年一生入小腸補下元酒浸七日

菖蒲細小九節者能開知惠添神明暖下元酒補健藏七日便

牛膝治濕腳氣腰膝疼痛去芦以酒浸七日

地骨皮注關

兎絲子酒浸七晝夜曬乾炒令黃色為度

續斷治五勞七傷

細辛療百病順氣益血海去苗用

何首烏性溫無毒

右各用本土所生者等分逐藥揀洗搗羅為末煉蜜為

圓如梧桐子大每服二十元至三十元空心食前溫酒

下服一月百病不生服一年至二年返老還童顏貌若

蓮花是足痛皆除元若是神仙之術衛生家寶卷四 諸勞方

聖婆婆

婆婆海州人其姓氏無考

眼藥治一切翳障攀睛赤脉瘀肉或痒或疼

朴硝一兩 鵬砂研細 朱砂研令極細 腦麝各少許

右用建盞一隻於火上鎔朴硝成珠子却入鵬砂等細研用蜜丸如芥子大吹一粒入眼中衛生家寶卷五一切眼疾方

李真人

桃楮元治諸眼疾不問遠近皆治之

蒼术　川芎　青塩　甘草各一两　川椒目去　木賊去

節　滑石研　穀精草各半两

右為末以藥末四两水三升煮楮桃一升水盡為度須

攪使藥纏在楮桃上焙或曬乾每服三五箇食後細嚼

茶清下如患暈弱服之神効衛生家寶卷五

一切眼疾方

○按本書云華山李真人

魏夫人方

紫府元君南嶽魏夫人

震靈丹方出道藏一名紫金丹此丹不犯金石飛走有性之藥不僭
不燥奪造化中和之功大治男子真元衰憊五勞七傷臍
腹冷疼肢體酸痛上盛下虛頭目暈眩心神恍惚血氣衰
微及中風癱緩手足不遂筋骨拘攣腰膝沉重容枯肌瘦
目暗耳聾口苦舌乾飲食無味心腎不足精滑夢遺膀胱
疝墜小腸淋瀝夜多盜汗久瀉久痢嘔吐不食八風五痺

一切沉寒痼疾服之大神及治婦人血氣不足崩漏虛損
帶下久冷胎藏無子服之無不愈者
禹餘粮石（火煅醋淬不計遍次以手捏得碎為度） 丁頭代赭石（如上修事） 赤
石脂 紫石英（以上各四兩）
上件四味並作小塊入甘鍋內鹽泥固濟候乾用炭一
十斤煅通紅火盡為度入地坑埋出火毒一宿
附：乳香二兩（別研令細） 沒藥二兩（去砂石研） 五靈脂二兩（去沙石研）
硃砂一兩（水飛過）
右件前後共八味並為細末以糯米粉煮糊為圓如小
雞頭大曬乾出光每一粒空心溫酒下冷水亦得常服

鎮心神駐顏色溫脾腎理腰膝除尸疰蠱毒辟鬼魅邪癘

久服輕身漸入仙道忌豬羊血恐減藥力婦人醋湯下

孕婦不可服極有神効不可盡述衛生家寶卷四諸虛門

杜先生

鐵甕城八角杜先生

来復丹一名正一丹 此藥配類二氣均調陰陽奪天地冲和之氣乃水火既濟之方可冷可熱可緩可急善治榮衛不交養心腎不升降上實下虛氣閉痰厥心腹冷痛藏府虛滑不問男女老幼危急之證但有胃氣無不獲安補損扶虛救陰助陽為效殊勝

舶上硫黃一兩透明不夾石者 硝石一兩同硫黃並為細末入定碟內以微火慢炒用柳篦子不住手攪令陰陽氣相入不可火太過恐傷藥力再研極細名二炁末 五靈

脂二兩須擇五臺山者用水澄去砂石日乾淨秤了陳橘皮二兩去白太陰玄
精石一兩水研細飛青橘皮二兩去白
右用五靈脂二橘皮各細末次入玄精石末及前二忝
末拌勻以好釅醋一呷打糊為圓如豌豆大每服三入十粒
空心粥飲呑下甚者五十粒小兒三五粒新生嬰兒一
粒小兒慢驚風或吐利不止變成虛風搐搦者非風也
胃氣欲絕故也用五粒研碎米飲送下老人伏暑迷悶
躁熱渴下婦人產後血逆上攻悶絕并惡露不止及赤
白帶下並用醋湯下常服神效和陰陽益神散腰胯陰
濕止腹脇冷疼立見神效應諸疾不辨陰陽證者並宜

服之靈不可具紀（衛生家寶方卷四 諸瘡門）

胡尚書

胡尚書名號無考亦不詳何郡人

齒藥

皂角五挺（去麁皮） 生地黃一斤（取汁留滓以汁塗皂角炙細剉）

右二味同地黃炒滓乾為細末入炒塩半兩和令勻每日早常用揩牙畢盥漱（衛生家寶方卷五 口齒烏髭鬢方）

傷寒論　　谷伯陽

伯陽師寶林真人

養正丹一名交泰丹　却邪補正助陽接真治元氣虛虧陰邪交爭正氣乖常上盛下虛氣不升降呼吸不足頭旋氣短心神怯弱夢寐驚悸遍体盜汗腹痛腰痛或虛煩虛狂言口乾上喘翻胃吐食霍乱轉筋咳逆不定又治中風涎潮不省人事陽氣欲脫四肢厥冷如傷寒陰盛自汗唇青脉沉最宜服之及婦人產後血氣身熱月候不勻帶下腹痛并能治癥常服濟心火強腎水進飲食

硫黃研細　黑錫去滓淨秤與水銀　朱砂細研以上
石　錫水銀結砂子　各一兩

右用黑盞一隻火上鎔黑鉛成汁次下水銀以柳枝子攪勻次下朱砂攪令不見星子放下少時方入硫黃末急攪成汁和勻如有焰以醋洒之候冷取出研如粉極細用糯米粉煮糊爲圓如菉豆大每服二十粒加至三十粒鹽湯下此菜汁降陰陽既濟心□□□□□□□□□效不可具述衛生家寶卷四 諸虛門

思賢

思賢始末無考

二蔻湯 治脾胃虛弱不思飲食吐逆嘈煩心腹刺痛

草豆蔻仁肆兩 剉 肉豆蔻肆枚 剉碎 乾木瓜壹兩半 剉 甘草貳兩 炙剉 生薑和皮半斤 切作片子

右和勻入銀石器內用水淹過藥叁指慢火熬令水盡為度取出焙乾杵為末每服壹錢沸湯點服夏月煎作冷湯飲服極妙 日本舊抄本衛生家寶湯方卷上〇案此書版心無葉數

歐陽修

人參順氣湯升陽和案原校批官本作和疑作降陰陽調順榮衛

、白术五兩　白茯苓三兩　人參一兩半　青皮一

兩半米泔浸一宿搽去穰焙乾　青皮一兩半去穰焙乾　甘草八錢

炙

右事了作細末每服一錢或二錢沸湯點服或薑棗煎

大佳不拘時候衛生家寶卷二論諸氣○按原書錄衛下云歐陽文忠公常服

韓魏王

自養元益真氣逐風冷填骨髓治肌體羸瘦精神昏倦減食痞滿噎吐心腹常痛腰重腿瘦痿泄瀉無時

川烏頭四兩切作小塊粉炒黃　紅椒四兩湯泡去目并合口者　川練子取肉三兩　舶上茴香四兩炒　牛膝一兩酒浸去芦　破故紙四兩酒浸炒　巴戟天一兩半酒浸　胡蘆巴一兩半酒浸　兔絲子二兩酒浸蒸熟研焙入眾藥　附子一兩炮去皮　山藥四兩

右為細末醋糊為丸如桐子大空心塩湯塩酒下三五十丸（衛生家寶卷二 諸氣疾）

王醫師

治中暑橘皮半夏湯伏暑乃痰在胸膈服此大有神効

陳橘皮六兩去穰 白术三兩去蘆頭 白茯苓三兩 人參一兩 枳殼一兩去穰麩炒 當歸一兩去蘆頭 甘草三分炙 半夏三兩湯浸洗七遍剉如米

右八味除半夏外㕮咀同拌勻每服三大錢生薑六片棗二箇水一盞煎至七分去滓溫服不拘時候 衛生家寶卷三

中暑

至聖真人

全功飲治久新咳嗽痰盛氣喘肺痿瘦悴不能坐卧服藥無効者服之立減此年深日久者連進取効

款冬花二兩去梗净炒　罌粟殼揀去内皮净并去蒂二兩用蜜少許炒　陳皮一兩　甘草一兩

右四味一處微炒為麄末每服三錢水一盞半入生薑三片烏梅二箇煎至一盞去滓臨卧服之忌鹹酸酒麪鯽等物衛生家寶湯方卷三諸嗽方

馬倫

倫不知何郡人以收買香藥為業

治癰腫丹瘤神授字法　頌

了頭巖店壁間印榜馬倫收買香藥至荊門軍夜宿張里林店遇一道人自王屋山來同行共飲月餘到汝州相別道人將錢二千謝倫倫不受道人云有何報但有術救人癰腫丹瘤不可輕授至誠用之如神有一切腫毒初生結硬赤腫疼痛者如左邊生於左脚心迎太陽書此一字右邊生於右邊脚心迎太陽若遇天陰用燈燭書之大有

書此一字若遇天陰用燈火書之大有神効如腫大毒者不過兩次書之如今日寫一字二日再寫須是至誠書字若求小利用之不靈倫用此法三十年無不應者（衛生家寶卷四 癰疽發背瘡方）

李鑒

鑒，冀州人，為宋　朝郎中

換白髮方

吳白芷　菊花　旋覆花　桂心　白茯苓　巨勝子已上各三分　菓蹬茄　牛膝已上各二分　覆盆子　蓮花鬚陰乾已上各一分

右為末，酒煮糊圓桐子大，空心酒下三十圓，午時更進二十圓。服時須喫酒或飯，引動藥力乃妙。一日見功，白者初變，漸變黑色。此藥兼治一切風疾。若欲試藥驗，但

將蒸餅裹菜飼白犬一月即黑爲矣忌蘿蔔羊血生葱

正月初四　二月初六　三月十二　四月十六　五月二十一

六月二十四　七月二十一　八月十五　九月十六　十月十

三　十一月初四　十二月初七已上遇之並不宜服衛生家寶

卷五　口齒

烏髭鬚方

○按家寶云冀州李皝郎中四十二歲頭髮遍白忽於山中遇老人授此方依法服食至赴闕時六十九歲更不生白髮兩鬢如漆遂進此方

陳體常

兔絲圓固元益精

兔絲二兩酒浸一宿炒乾為末 遠志一兩去心焙乾秤 牛膝半兩去苗頭秤

白茯苓半兩 肉蓯蓉半兩 龍骨半兩放火中燒過 乾山藥半兩 韭子半兩炒

右搗為末煉蜜為圓如梧桐子大空心二十圓日進三服塩酒塩湯下 衛生家寶卷四 治諸虛

韓相公

靈鬱元治内外障眼

防風一兩 蚕炙 石決明一石 水煮乾 一朴 花菊二兩 威靈

仙一兩 蕤仁一兩 穀精草一兩 枸杞子一兩

蒼朮一兩 米泔浸一宿焙 蛤粉一兩 飛過

右焙為細末用雄猪肝一具竹刀切去筋膜和藥搗一

千下入麵少許共搗元如梧桐子大食後塩湯下三十

元忌煎煿鲊豆腐等毒物 衛生家寳卷五

一切眼疾方

陳傳三

傳三衢州人

治赤眼凡患眼皆治不動藏府

蒼朮一兩切作片米泔水浸一宿焙乾　牛旁子一兩　荊芥一兩

草決明一兩　龍骨半錢

右五件為末每服三錢米泔水下臨卧服飯後茶清亦得如眼腫入木賊一兩

衛生家寶卷五一切眼疾方

黃土部

土部不知何郡人

牙藥

細辛 藁本 白芷已上各二兩 白礬四兩煅過 生姜六兩切先陰乾後同前件藥一處焙乾和勻

右件藥爲末如常用衛生家寶卷五口齒烏髭鬢方

醫問

宋司馬光撰

解毒膏治諸瘡及杖瘡尤宜貼之

乳香鐵參木鱉子貳拾肆個去皮 杏仁肆拾捌箇 萆麻子叁拾肆箇 巴豆拾肆箇 槐枝肆兩長肆枝 柳枝貳兩 桃枝

黃丹叁兩春秋叁兩半夏四兩冬叁兩

右件用清油壹斤下諸藥熬黑滴水內不散成也以綿濾過用時於水內浴貼之 用

衛生寶鑑卷十三瘡腫門藥九